HD – was nun?

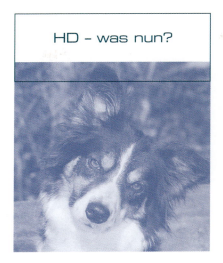

HD – was nun?

Hüftgelenksdysplasie vorbeugen, erkennen und behandeln

von Dr. Valeska Furck

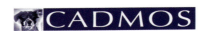

Copyright © 2005 by Cadmos Verlag GmbH, Brunsbek
Gestaltung und Satz: Ravenstein + Partner, Verden
Lektorat: Dr. Gabriele Lehari
Fotos: Dr. Gabriele Lehari, Karl-Heinz Widmann
Druck: Nørhaven, Viborg
Alle Rechte vorbehalten

Abdrucke oder Speicherung in elektronischen Medien nur
nach vorheriger schriftlicher Genehmigung durch
den Verlag.

Printed in Denmark

ISBN 3-86127-784-0

Inhalt

Einführung 7

Was ist Hüftgelenksdysplasie? 10
    Anatomie des Hüftgelenks beim Hund 11
    Was unterscheidet ein an HD erkranktes von einem gesunden Hüftgelenk? 14

Entstehung, Entwicklung und Ursachen 16

Krankheitsanzeichen und
Folgen der Hüftgelenksdysplasie 25

Diagnose der Hüftgelenksdysplasie 30
    Erkrankungen mit ähnlichen Symptomen (Differentialdiagnosen) 36

Folgen der Hüftgelenksdysplasie 40

Therapiemöglichkeiten 43
    Konservative Therapiemethoden 45
        Physiotherapie 48
    Medikamentöse Therapiemaßnahmen 49
    Operative Therapiemaßnahmen 51
        Denervation der Hüftgelenkkapsel 53
        Durchtrennung/Entfernung des Musculus pectineus (Pektinektmoie) ... 55
        Femurkopfresektion 56
        Korrekturosteotomie: dreifache Beckenosteotomie 58

       Intertrochantäre Varisationsosteotomie 59
       Femurhalsverlängerung 61
       Pfannendachplastik 61
       Künstliches Hüftgelenk 62
       Alternative Therapiemaßnahmen 65

Vorbeugemaßnahmen 68
       Züchterische, populationsgenetische Maßnahmen 70
       Umweltoptimierung und Hundeaufzucht 76

Fazit 86

Glossar 88

Literatur 93

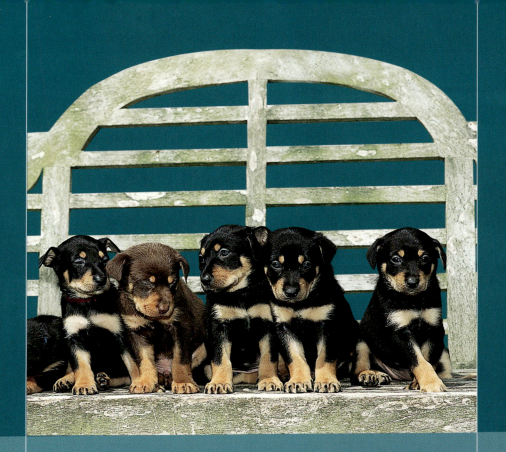

Einführung

Seit 1935 beschäftigt sich die Tiermedizin mit dem Krankheitskomplex der Hüftgelenksdysplasie, kurz HD genannt. Die Hüftgelenksdysplasie des Hundes, die ein weit verbreitetes Leiden verschiedenster, vornehmlich großer Hunderassen darstellt, ist trotz des langjährigen Wissens um sie noch immer eine Erkrankung, die Züchter, Tierärzte und Hundeliebhaber gleichermaßen vor Probleme und Aufgaben stellt.

Züchter bemühen sich um die Eliminierung der Erkrankung aus der Hundepopulation, Tierärzte kümmern sich um die Behandlung erkrankter Hunde, um Leiden zu lindern, und Tierbesitzer sind damit konfrontiert, einen erkrankten Hund zu halten und ihm, bei allen Einschränkungen durch die Erkrankung, trotzdem ein schönes Hundeleben zu ermöglichen. Da die Lebens- und Gebrauchsqualität eines Hundes durch eine Hüft-

HD – was nun?

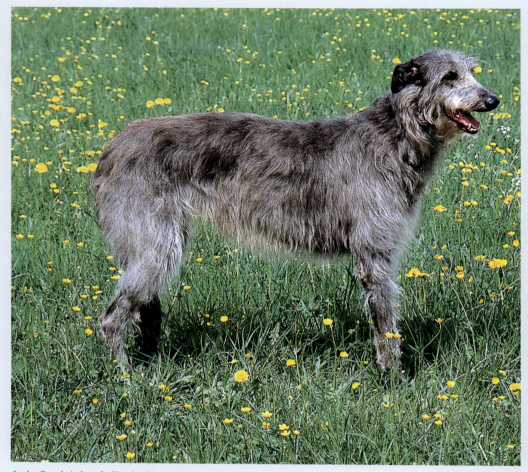

In der Regel sind große Hunde eher von HD betroffen als kleine. (Foto: Lehari)

gelenksdysplasie sehr stark eingeschränkt sein kann, ist die HD noch immer eine der bedeutungsvollsten Erkrankungen der heutigen Hunderassezucht.

Dieses Buch soll interessierten Hundeliebhabern sowie betroffenen Hundehaltern, die sich über diese Erkrankung, ihre Bedeutung, die aus ihr resultierenden Konsequenzen, mögliche Therapieformen und Verhaltensmaßregeln im Umgang mit erkrankten oder hüftgelenksdysplasiegefährdeten Hunden informieren wollen, weiterhelfen. Es soll Verständnis für diesen Erkrankungskomplex, die Symptomatik und deren Ursachen vermittelt werden. Dabei werden der Ablauf der Erkrankung aufgezeigt sowie Hilfestellungen für eine eventuelle Linderung und

Therapie gegeben. Existierende Therapiemöglichkeiten werden dabei vorgestellt und züchterische Bekämpfungsmaßnahmen erläutert, außerdem werden die möglichen Vorbeugemaßnahmen für den Hundhalter dargestellt. Auch die Problematik der Eliminierung dieser Erkrankung aus der Hundezucht wird angesprochen.

Im Bereich der veterinärmedizinischen Fachliteratur findet sich eine Vielzahl an Büchern und Artikeln, die sich mit dem Thema Hüftgelenksdysplasie des Hundes beschäftigt, doch sind diese Literaturquellen häufig für den Nichttiermediziner schwer verständlich. Da der Hundehalter aber für das Wohl seines Vierbeiners verantwortlich ist, ist es wichtig, dass er mit diesem auch für den Laien verständlichen Buch die Gelegenheit erhält, sich über dieses bedeutsame Thema zu informieren. Häufig verwendete Medizinerfloskeln werden erklärt, um die Kommunikation zwischen dem Tierarzt und dem Tierhalter zu erleichtern, da es für eine erfolgreiche Therapie oder Verbesserung der Lebenssituation für einen betroffenen Hund unumgänglich ist, dass sich beide Seiten richtig verstehen und zusammenarbeiten. Denn sollte bei einem Hund die Diagnose Hüftgelenksdysplasie gestellt werden, ist es wichtig, vertrauensvoll mit dem behandelnden Tierarzt gemeinsam das Tier zu betreuen, da diese Diagnose nicht das Ende bedeutet.

Apropos Tierarzt und Tierhalter, Hund und Vierbeiner, diese Begriffe sollen bitte als Oberbegriff für männliche und weibliche Vertreter verstanden werden.

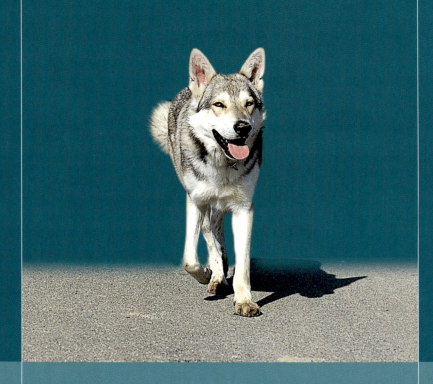

Was ist Hüftgelenksdysplasie?

HD ist die gebräuchliche Abkürzung für die Hüftgelenksdysplasie, die eine Fehlbildung des Hüftgelenks beschreibt. Das Wort Dysplasie stammt aus dem Griechischen und setzt sich aus den Wörtern dys = schlecht und plasia = Formgebung zusammen, also kann Hüftgelenksdysplasie als „schlechte Hüftgelenksform" übersetzt werden.

Die exakte Definition der Hüftgelenksdysplasie bei Hunden ist nicht einfach, da sie von verschiedenen Autoren unterschiedlich ausgelegt wird. Einigkeit herrscht darüber, dass es sich bei der Hüftgelenksdysplasie um eine Fehlbildung des Hüftgelenks handelt. Diese Fehlbildung tritt in der Regel bei betroffenen Hunden beidseitig auf. Unterschiede gibt es bei den angelegten Kriterien für die Definition über die Art der vorliegenden Fehlbildung am Hüftgelenk. Um sowohl die Erkrankung als auch die unterschiedlichen Definitionsansätze verschiedener Autoren zu verstehen, muss man den Grundaufbau des Hüftgelenks bei Hunden kennen.

Anatomie des Hüftgelenks beim Hund

Um die Erkrankung der Hüftgelenksdysplasie zu verstehen, soll hier die gesunde Normalanatomie des Hüftgelenks beim Hund vorgestellt werden. Jeder Hund besitzt zwei Hüftgelenke, um die Verbindung des rechten und linken Hinterbeins mit dem Rumpf des Hundes herzustellen. Gelenke halten Knochen, die selbst unbeweglich sind, flexibel zusammen und sind damit für einen nor-

Nicht immer muss die Diagnose Hüftgelenksdysplasie mit Beschwerden verbunden sein. (Foto: Lehari)

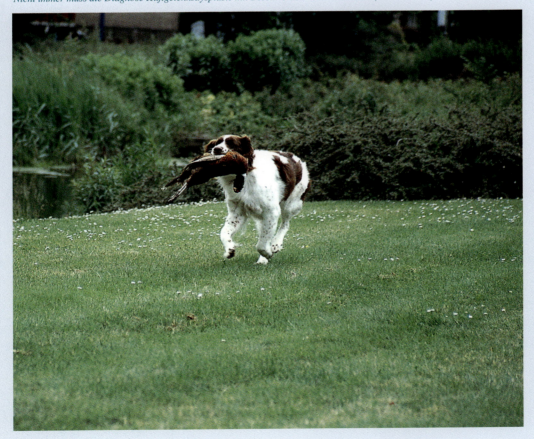

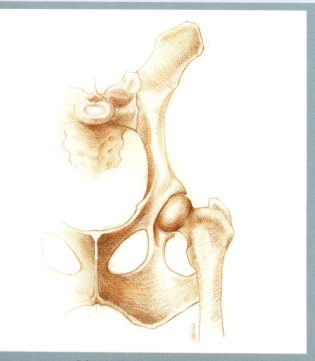

Schematische Darstellung eines gesunden Hüftgelenks

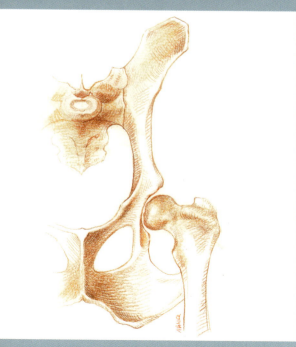

Schematische Darstellung eines an HD erkrankten Hüftgelenks

malen, fließenden Bewegungsablauf unabdingbar. In einem Gelenk kommen also Knochenpunkte verschiedener Knochen zusammen, die in diesem Gelenkbereich von Gelenkknorpel umhüllt sind. Dieser Gelenkknorpel funktioniert wie ein Puffer. Er ist druckelastisch und dämpft die auftretenden Zug- und Druckkräfte ab.

Es handelt sich beim Hüftgelenk des Hundes um ein Kugelgelenk. Das Hüftbein und der Oberschenkelknochen bilden es gemeinsam. Die Gelenkpfanne, das Acetabulum am Hüftbein, und der Kopf vom Oberschenkelknochen (Caput femoris) verbinden hierbei den Rumpf mit dem Hinterbein. Der Oberschenkelkopf, der kugelähnlich ausgebildet ist, liegt exakt passend, wie aus der Abbildung ersichtlich ist, in der Gelenkpfanne und ist – wie es für ein Kugelgelenk typisch ist – prinzipiell in den verschiedenen Achsen des Raumes beweglich, sodass der Hund seine Hinterbeine vorwärts, rückwärts, seitlich, aber auch schräg nach vorne und hinten beziehungsweise zu den Seiten bewegen kann.

Die Hüftgelenkpfanne liegt im Becken, das von beiderseits je einem Hüftbein (Os coxae) gebildet wird, welches sich jeweils aus drei Knochen zusammensetzt, dem Darmbein (Os illeum), dem Sitzbein (Os ischii) und dem Schambein (Os pubis).

Zwischen dem Oberschenkelkopf und der Hüftgelenkpfanne liegt der Gelenkspalt. Durch diesen Gelenkspalt verläuft ein Band, das so genannte Ligamentum teres, das die beiden Kno-

Was ist Hüftgelenksdysplasie?

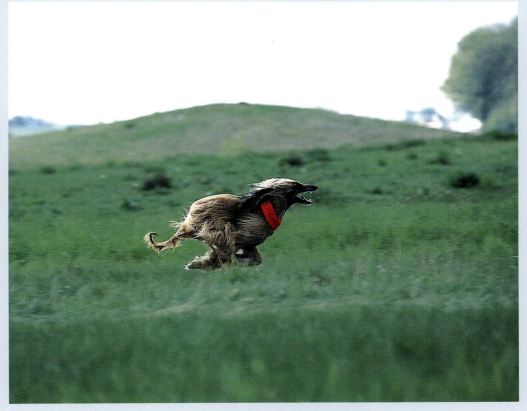

Solch eine Extrembelastung ist nur mit einem gesunden Hüftgelenk möglich. (Foto: Widmann)

chen miteinander verbindet. Die Knochen, die das Gelenk bilden, werden im Gelenkbereich von einer gemeinsamen Gelenkkapsel umgeben. In dieser Gelenkkapsel befindet sich die Gelenkflüssigkeit, die das Gelenk geschmeidig hält, also eine ähnliche Funktion wie Öl im Motor ausübt. Außerdem übernimmt diese Synovia die Ernährung des Gelenkknorpels mit Nährstoffen, da sich in dem Gelenkknorpel selbst keine Gefäße befinden. Die Gelenkkapsel schließt das Gelenk gegen die Umgebung ab.

Wichtig für die Funktion und die Stabilität des Gelenks ist aber auch die umgebende Muskulatur. Ohne Muskulatur könnte ein Gelenk nicht bewegt werden. Gerade das Hüftgelenk wird von der umgebenden Muskulatur stabilisiert, insbesondere durch die Hüft- und Kruppenmuskulatur, die Hinterbackenmuskulatur und die innere Oberschenkelmuskulatur.

Die Muskulatur dient der Stabilität eines Gelenks. Sie führt zu einer gerichteten, bewussten Bewegung und verhindert gemeinsam mit dem Bandapparat eines Gelenks eine Instabilität und Auskugelung des Gelenks. Außerdem führt Muskulatur dadurch, dass ein Muskel immer einen Ursprung und einen Ansatz an Knochenpunkten hat, zu Zug auf den oder die entsprechenden Knochen, wodurch Knochen nur noch in bestimmten Richtungen durch Anspannung des entsprechenden Muskels bewegt werden können, andere Bewegungen durch Muskelspannung aber verhindert werden.

Was unterscheidet ein an HD erkranktes von einem gesunden Hüftgelenk?

Bei einem gesunden Hüftgelenk passt die Kugel des Oberschenkelkopfes mit ihrer Form genau in die Hüftgelenkpfanne hinein wie ein Schlüssel in sein Schloss, sodass die Kugel zu zwei Drittel innerhalb der Gelenkpfanne zu liegen kommt. Das Band, das den Hüftkopf mit der Gelenkpfanne verbindet, und auch die Gelenkkapsel sind straff, die umgebende Muskulatur weist eine normale gesunde Muskelspannung auf.

Bei dem an Hüftgelenksdysplasie erkranktem Gelenk können nun verschiede Probleme vorliegen. Häufig zeichnet sich das erkrankte Hüftgelenk dadurch aus, dass die gewünschte Passform nicht so ist, wie sie sein sollte, das heißt, der Oberschenkelkopf passt nicht exakt in die Gelenkpfanne oder anders ausgedrückt, der Schlüssel (also der Oberschenkelkopf) passt nicht exakt in sein Schloss (die Gelenkpfanne). Diese Fehlbildung, bei der also die Hüftgelenkpfanne und der Oberschenkelkopf nicht aufeinander abgestimmt sind, kann in unterschiedlichen Graden und Formen ausgebildet sein, das heißt, HD ist nicht gleich HD!

Grundsätzlich gilt, dass die Form des Oberschenkelkopfes und die Form der Hüftgelenkpfanne nicht ausreichend passend füreinander sind, um beim Beispiel des Schlüssel-Schloss-Prinzips zu bleiben: Es gibt Ausprägungen der Hüftgelenksdysplasie, in denen der Schlüssel mit ein wenig rütteln in sein Schloss hineinpasst und man dann auch schließen kann. Es gibt aber auch so schlechte Passformen, dass der Schlüssel überhaupt nicht in sein Schloss eingeführt werden kann. Am Hüftgelenk bedeutet dies, dass die Hüftgelenkpfanne zu flach oder zu groß ausgebildet sein kann, und damit umschließt sie den Oberschenkelkopf nicht gut genug.

Aber auch am Oberschenkelkopf kann eine veränderte Form oder Größe vorliegen, die nicht in die Gelenkpfanne passt. Das Gelenk ist also lockerer und greift nicht so gut ineinander, wie es bei einem gesunden Hüftgelenk der Fall ist. Außerdem gibt es Formen der Hüftgelenksdysplasie, die dadurch gekennzeichnet sind, dass das Gelenk nicht genügend geschlossen ist, obwohl die beteiligten knöchernen Strukturen passend aussehen, das heißt, der Gelenkspalt ist in diesen

Was ist Hüftgelenksdysplasie?

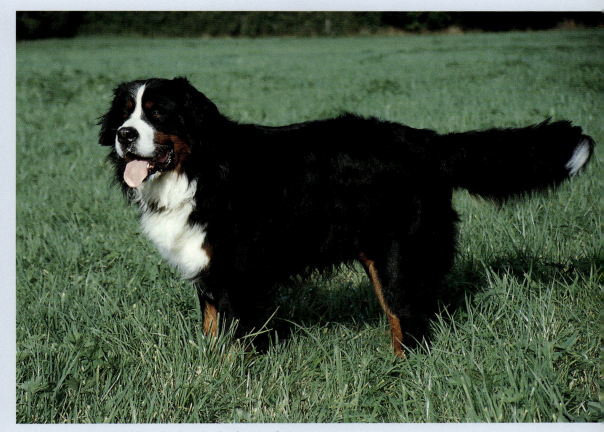

Das äußere Erscheinungsbild sagt häufig nichts darüber aus, ob ein Hund eine kranke oder eine gesunde Hüfte hat. (Foto: Lehari)

Fällen zu weit. Daraus resultiert ein loses Gelenk, bei dem der Oberschenkelkopf viel zu locker in der Hüftgelenkpfanne liegt. Ursächlich kann hierfür eine schlechte Muskelspannung, ein loses Gelenkband und/oder eine lose Gelenkkapsel sein.

Die unterschiedlichen Formen der Hüftgelenksdysplasie zeigen einen fließenden Übergang vom Gelenk, das noch annähernd wie ein gesundes Gelenk aussieht, bis zu den Formen, bei denen der Oberschenkelkopf überhaupt nicht mehr in die Hüftgelenkpfanne passt und somit außerhalb der Gelenkpfanne sitzt. Dies ist die Hüftgelenkluxation oder Hüftgelenkausrenkung.

An erkrankten Gelenken können zusätzlich zu den beschriebenen Veränderungen mit der Zeit noch arthrotische Veränderungen entstehen, dies sind Knorpelschäden und Knochenzubildungen, die aus der Hüftgelenksdysplasie resultieren. Sie werden in den folgenden Kapiteln noch näher erläutert.

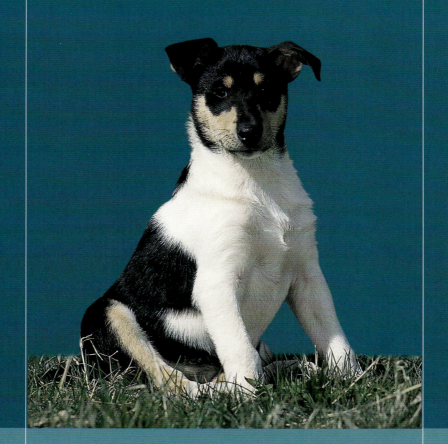

Entstehung, Entwicklung und Ursachen

In der Tiermedizin ist die Frage nach der Krankheitsursache der Hüftgelenksdysplasie des Hundes nicht endgültig geklärt. Verschiedene Tierärzte haben unterschiedliche Theorien über die Ursachen und die Faktoren, welche die Krankheit begünstigen, aufgestellt. Einigkeit herrscht darüber, dass die Erkrankung ein genetisch bedingtes Leiden ist, das heißt, die Veranlagung zur Entstehung der Erkrankung erbt der Hund von seinen Eltern. Außerdem ist es wichtig zu verstehen, dass die Hüftgelenksdysplasie keine angeborene Erkrankung ist. Dies wird im Folgenden erläutert.

Genetische Krankheiten sind Erbkrankheiten. Elterntiere, die an einer Hüftgelenksdysplasie leiden, haben ein höheres Risiko, dass ihre Nachkommen ebenfalls an Hüftgelenksdysplasie erkranken, als gesunde hüftgelenksdysplasiefreie Elterntiere. Nun ist es aber so, dass Elterntiere, bei denen eine Hüftgelenksdysplasie nicht zu erkennen ist, trotzdem durchaus Nachkommen haben können, die an HD erkranken. Die Ursache hierfür liegt darin, dass der Erbgang für die Hüftgelenksdysplasie ein polygener, also viele Gene betreffender Erbgang ist und diese genetische Krankheit als multifaktorielle Erbkrankheit bezeichnet wird. Dies bedeutet, nicht ein einzelnes defektes Gen, das ein Tier von seinen Eltern bekommt, ist die Ursache für die Erkrankung, sondern erst die Kombination aus verschiedenen Genen, die ein Tier in seinem Erbgut hat, entscheidet über die Veranlagung zur Hüftgelenksdysplasie.

Damit kann ein an HD erkranktes Muttertier mit einem hüftgelenksdysplasiefreien Vatertier einen Wurf haben, bei denen es sowohl kranke als auch gesunde Nachkommen gibt. Die gesunden Nachkommen haben in ihrem Genmaterial aber trotzdem kranke Gene, die sie von ihrer Mutter geerbt haben. Somit können sie, wenn sie sich selbst fortpflanzen, erkrankte Welpen haben.

Dementsprechend ist es auch so, dass Elterntiere, die an Hüftgelenksdysplasie leiden, nicht zwingend Nachkommen haben, die daran erkranken, und umgekehrt können gesunde Elterntiere

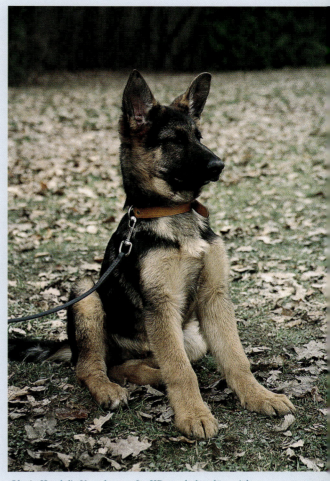

Ob ein Hund die Veranlagung für HD geerbt hat, lässt sich im Welpenalter nicht immer feststellen. (Foto: Lehari)

Nachkommen haben, die an HD erkranken, da die Genkombination der Elterntiere erst bei den Kindern in der die Hüftgelenksdysplasie begünstigenden Kombination aufgetreten ist.

Allerdings steigt das Risiko, dass Nachkommen eine Hüftgelenksdysplasie entwickeln, deutlich an, wenn die Elterntiere eine Hüftgelenksdysplasie haben. In erkrankten Würfen müssen

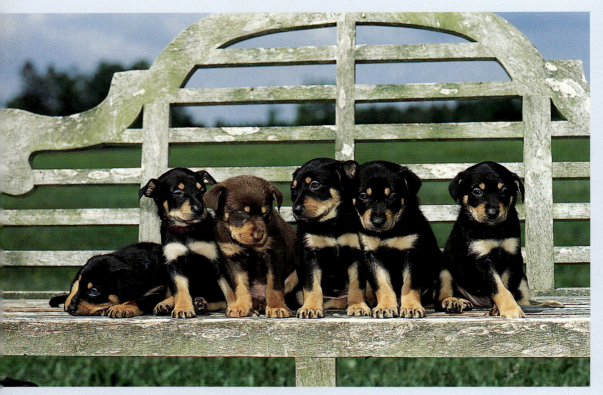

In einem Wurf kann die Veranlagung zu vererbbaren Krankheiten bei den einzelnen Welpen ganz unterschiedlich ausgebildet sein. (Foto: Widmann)

jedoch nicht alle Geschwistertiere erkranken und auch die erkrankten Geschwister können Unterschiede im Grad der Erkrankung aufweisen.

Wie bereits erwähnt ist die Hüftgelenksdysplasie keine angeborene Erkrankung, das heißt eine Erkrankung, die schon ab dem Tag der Geburt besteht, sondern eine Erkrankung, die sich erst im Laufe des Wachstums entwickelt, da zum Zeitpunkt der Geburt das Skelett noch nicht vollständig ausgebildet ist. Jeder Hund, der an einer klassischen Hüftgelenksdysplasie leidet, wird mit einem zum Zeitpunkt der Geburt normalen Hüft-

gelenk geboren. Die Erkrankung entwickelt sich also erst während des Wachstums des Hundes. Dadurch können in dieser Wachstumsphase äußerliche Einflüsse, so genannte Umweltfaktoren, die also nicht von den Elterntieren geerbt worden sind, die Ausprägung der Erkrankung beeinflussen.

Vererbt wird die potenzielle Veranlagung, eine Hüftgelenksdysplasie zu bekommen. Durch die Kombination aus Veranlagung und hinzutretenden äußeren Einflüssen werden Ausprägung und Grad der Hüftgelenksdysplasie bestimmt. Zu diesen Umweltfaktoren gehören vor allem die Ernährung und die körperliche Belastung der Tiere. Allerdings können äußerliche Einflüsse bei einem Hund, der von seinen Eltern keine Veranlagung für diese Erkrankung geerbt hat, keine Hüftgelenksdysplasie auslösen.

Also nicht die Gene allein, sondern das Zusammenspiel aus Haltungsbedingungen und von den Elterntieren mitgebrachtem Genmaterial beeinflussen und bestimmen die Ausbildung einer Hüftgelenksdysplasie oder den Schweregrad der Erkrankung. Die geerbten kranken Gene können nur insoweit zu einer erkennbaren Hüftgelenksdysplasie führen, wie die Umwelteinflüsse es zulassen. Dieses Zusammenspiel aus Erbgang und Umwelteinflüssen zu verstehen ist wichtig, weil damit deutlich wird, warum nicht jedes kranke Gen später bei einem Hund zu einer erkennbaren Veränderung führt und somit auch Hunde, die als hüftgelenksdysplasiefrei gelten, kranke Gene besitzen können und damit auch vererben können.

Die Hüftgelenksdysplasie ist somit eine Erkrankung, die sich im Laufe des Wachstums ausprägt. Das Welpenskelett ist zum Zeitpunkt der Geburt noch nicht komplett knöchern ausgebildet, sondern weist knorpelige Bereiche auf, die erst später durch Knochen ersetzt werden.

Die wichtigen, zunächst noch nicht knöchernen Bereiche sind die so genannten Wachstumsfugen, da von hier aus Wachstum des späteren fertigen Knochens ermöglicht wird. Sowohl das Becken mit der Hüftgelenkpfanne als auch der

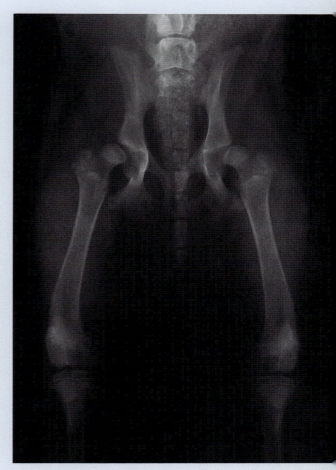

Röntgenbild eines an HD erkrankten Hundes.

Oberschenkel mit seinem Oberschenkelkopf sind zum Zeitpunkt der Geburt noch nicht fertig entwickelt. Der Oberschenkelknochen und die Hüftgelenkpfanne beeinflussen sich in ihrem Wachstum. Dabei ist es wichtig zu wissen, dass der Oberschenkelkopf mit einem eigenen Verknöcherungskern auf die Hüftgelenkpfanne zuwächst, bis er nur noch einen dünnen Gelenkknorpel besitzt, während der Oberschenkelhals

HD – was nun?

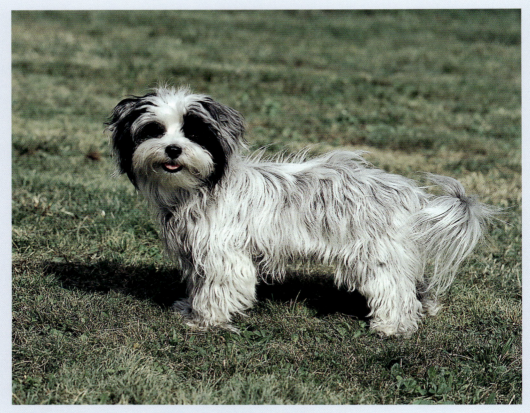

HD kommt bei kleinen Rassen wesentlich seltener vor als bei großen. (Foto: Lehari)

eine Wachstumsfuge für das Längenwachstum besitzt. Man geht davon aus, dass für die perfekte Passform des Hüftgelenks ein adäquater Reiz vom Oberschenkelkopf aus auf die Hüftgelenkpfanne ausgehen muss, damit sich ein festes gesundes Gelenk ausbilden kann.

Ist das Gelenk nun lockerer, zum Beispiel durch einen inadäquaten Muskeltonus, eine nicht straffe Gelenkkapsel oder ein lockeres Gelenkband, liegt also ein instabiles Gelenk vor kann der Oberschenkelkopf nicht seinen plastischen, also formgebenden Reiz entsprechend in der Gelenkpfanne setzen. Vielmehr kommt es zu ungleichen Belastungen an der Pfanne, sodass unterschiedliche Reize für die Ausbildung der knöchernen Grundlage gesetzt werden. Bestimmte Bereiche flachen unter zu starken Kräften ab. Dies gilt insbesondere für den äußeren Gelenkpfannenrand, der durch zu starken Druck im Wachstum gehemmt wird und damit im Verhältnis nicht entsprechend zur Größe des Oberschenkelkopfes wachsen kann, also flacher bleibt.

Entstehung, Entwicklung und Ursachen | 21

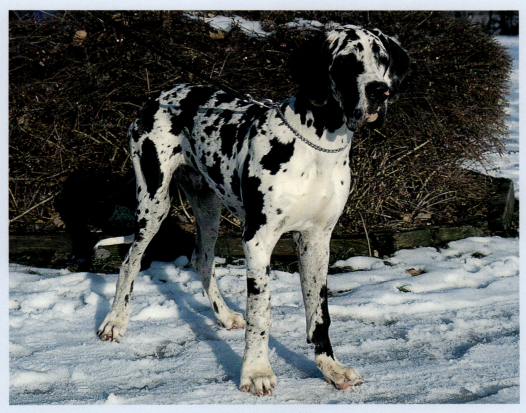

Bei Hunden großer Rassen sollte das Wachstum möglichst langsam erfolgen, um die Gefahr, an HD zu erkranken, gering zu halten. (Foto: Lehari)

Dies führt zu einer fortschreitenden Lockerheit des Oberschenkelkopfes in der Gelenkpfanne und ein Teufelskreis beginnt, da somit noch mehr Druck auf die Ränder der Gelenkpfanne und nicht in die Tiefe des Gelenks ausgeübt wird und so das Wachstum immer mehr gehemmt und die Gelenkpfanne immer flacher wird und der Kopf damit immer mehr aus dem Gelenk heraustreten kann. Dies bezeichnet der Tiermediziner als Subluxation oder als vollständige Luxation, wenn der Oberschenkelkopf gar nicht mehr in der Pfanne zu liegen kommt. Ein Oberschenkelkopf, der sich nicht normal entwickelt, zum Beispiel wenn er zu klein bleibt, übt genauso einen inadäquaten Druck auf die Pfanne aus, sodass die beiden sich nicht aufeinander abgestimmt entwickeln können, um die ideale Passform auszubilden.

Störungen im Wachstum des Welpenskeletts und damit der knöchernen Anlagen des Hüftgelenks verursachen eine Fehlentwicklung des Hüftgelenks. Inadäquate Reize zur idealen Passformbildung können auch durch Winkelveränderun-

HD – was nun?

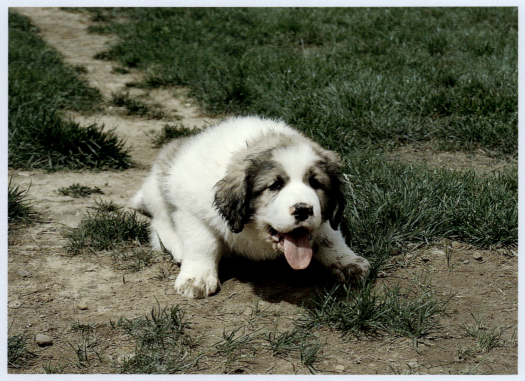

Bei Welpen großer Rassen muss man besonders darauf achten, dass sie weder übergewichtig sind noch zu sehr körperlich gefordert werden. (Foto: Lehari)

gen im Oberschenkelhals entstehen, da sich auch hier die Drücke, die im Gelenk wirken, unterschiedlich, eben inadäquat, verteilen und damit zu veränderten Formgebungen führen.

Die Hüftgelenksdysplasie ist eine Erkrankung, die vor allem bei mittelgroßen bis großen Hunderassen auftritt. Ein schnell wachsendes Skelett ist anfälliger für Fehlbildungen im Wachstum als ein langsam wachsendes Skelett, jedoch kann eine Hüftgelenksdysplasie auch bei kleinen Hunderassen auftreten. Damit spielt das große Körperwachstum nicht allein eine Rolle bei der Entstehung dieser Erkrankung, sondern auch die Bewegung eines Welpen. So weiß man heute, dass übermäßige Bewegung und eine Überanstrengung des Welpen bei einem veranlagten, das heißt einem genetisch belasteten Gelenk zu einer schnelleren sichtbaren (klinisch im Gangbild des Tieres oder bei Röntgenaufnahmen) Erkrankung führt. Auf der anderen Seite entwickelt ein „in Watte gepackter" Welpe keine kräftige Muskulatur, sodass das Hüftgelenk nicht durch eine gute Bemuskelung zusammengedrückt wird und wiederum ein loses Gelenk entstehen kann.

Ein weiterer wichtiger Faktor, der sich auf das Skelettwachstum eines Welpen auswirkt und Einfluss auf die Ausprägung der Hüftgelenksdysplasie haben kann, ist die Fütterung. Eine zu energiereiche, eiweißreiche und kalziumreiche Fütterung (wobei auch das Verhältnis von Kalzium zu Phosphor entscheidend ist) fördert die Entstehung beziehungsweise die Ausprägung einer Hüftgelenksdysplasie.

Durch die Ernährung wird das Wachstum des Hundes gesteuert. Überangebot führt zu einem deutlich schnelleren Wachstum des Skelettsystems. Hunde, die langsamer wachsen, haben ein geringeres Risiko, eine schwere Hüftgelenksdysplasie zu entwickeln, als schnell wachsende Hunde.

Die nicht vollendete Form des Hüftgelenks ist das erste Problem bei der Hüftgelenksdysplasie. Durch die daraus resultierende Fehlstellung und die Fehlbelastung eines Gelenks, das im Vergleich mit einem gesunden Gelenk an bestimmten Stellen mehr, an anderen weniger belastet wird, kommt es zu schnelleren Verschleißerscheinungen als bei gesunden Gelenken. Während bei jungen Hunden mit Hüftgelenksdysplasie das Hüftgelenk oft zu locker ist, also der Oberschenkelkopf nicht richtig in der Gelenkpfanne sitzt und somit das Risiko besteht, dass der Oberschenkelkopf aus der Hüftgelenkpfanne springt (Luxation = vollständige Auskugelung und kompletter Verlust der Verbindung zwischen Oberschenkelkopf und Hüftgelenkpfanne oder Subluxation = nicht komplette Auskugelung und Durchtrennung der Verbindung der gelenkbildenden Knochen), ist es bei älteren Tieren mit Problemen in der Regel so, dass durch die aus der Fehlbelastung resultierenden Verschleißerscheinungen des Gelenks die Krankheitssymptome entstehen.

Dies lässt sich am Beispiel des eigenen Sitzens auf einem dünnen Pfahl und auf einem bequemen Sessel verdeutlichen. Auf dem Sessel verteilen sich die Drücke gleichmäßig über die gesamte Gesäßfläche, während es beim deutlich unbequemeren Sitzen auf einem Pfahl zu einer punktuellen Druckbelastung an der Sitzfläche kommt, auf die dann der gleiche Druck einwirkt, der sich vorher gleichmäßig verteilt hat. Das bequemere Sesselsitzen kann wesentlich länger durchgehalten werden als das unbequeme und häufig nach einiger Zeit schmerzhafte Sitzen auf einem Pfahl. Je größer die Berührungsfläche des Körpers mit der Sitzfläche ist, desto bequemer wird das Sitzen empfunden.

Am Gelenk ist das grundlegende Prinzip das gleiche. Bei einer schlechten Passform kommt es zu einer schlechteren Kraftüberleitung und ungleichmäßiger Druckbelastung der beteiligten Gelenkstrukturen. Durch diese dauerhafte Fehlbelastung kommt es zur Ausbildung von Arthrosen, also Gelenkerkrankungen, bei denen der Gelenkknorpel auffasert, abgenutzt wird und schwindet, sodass es unter Druck und Reibung zur Mobilisation von Knorpelpartikeln kommt, die zu einer Entzündung der Gelenkkapsel führen können. Der Knochen unter dem abgenutzten Knorpel reagiert, er verhärtet sich (eine Sklerosierung) und knöcherne Zubildungen (Osteophythen) bilden sich aus. Das Kapselgewebe wird gestresst und verändert sich in seinem Aufbau. Der Tierarzt spricht dann von degenerativen Erkrankungen.

Damit hat sich zu dem Problem der schlechten Passform das Problem der sekundären Arthrosen dazugesellt. Degenerative Erkrankungen sind immer dynamische Erkrankungen. Die Krankheitsentstehung der Hüftgelenksdysplasie ist also ein fortschreitender Prozess, bei dem die Kombination aus Erbanlagen und Umweltfaktoren die entscheidende Rolle spielt.

Für solche akrobatischen Übungen sollte ein Hund auf alle Fälle vollständig ausgewachsen sein. (Foto: Lehari)

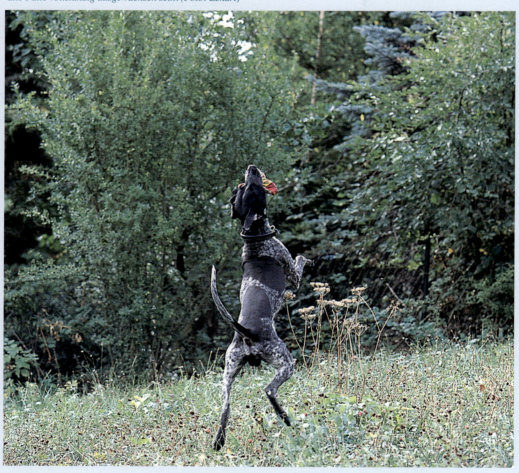

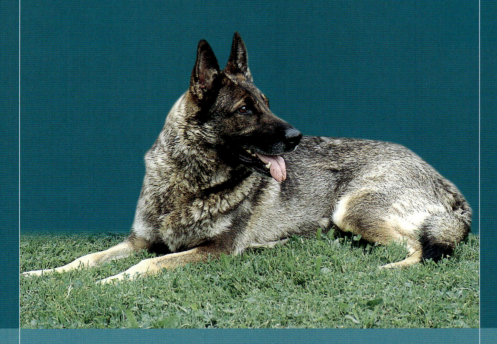

Krankheitsanzeichen und Folgen der Hüftgelenksdysplasie

Die Krankheitsanzeichen der Hüftgelenksdysplasie sind sehr vielseitig und können ganz unterschiedlich ausfallen. Da die Hüftgelenksdysplasie sehr verschieden ausgebildet sein kann, muss man sich vergegenwärtigen, dass es sich bei ihr um einen anatomischen Defekt handelt, der eine potenzielle Gefahr für das Bewegungsvermögen des Hundes darstellt, aber nicht zwingend zu einer sichtbaren Störung führen muss. Dies bedeutet, dass nicht jeder Hund, bei dem eine Hüftgelenksdysplasie festgestellt wird, auch Anzeichen einer Erkrankung zeigt oder jemals Anzeichen einer Krankheit entwickelt.

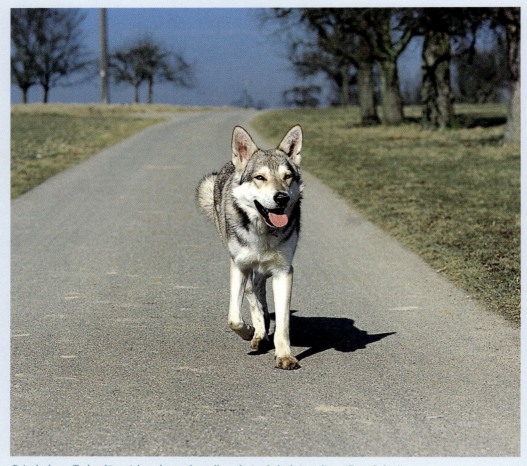
Beim lockeren Traben lässt sich am besten feststellen, ob eine Lahmheit vorliegt. (Foto: Lehari)

Symptome der Erkrankungen können sowohl im Wachstum als auch jederzeit später im Leben des Hundes auftreten. Liegen erkennbare Krankheitsanzeichen vor, spricht der Tierarzt von klinischen Symptomen, die ein großes Spektrum an Möglichkeiten beinhalten und sehr variabel sind. Es muss auch unterschieden werden zwischen klinischen Symptomen, die durch die Hüftgelenksdysplasie selbst ausgelöst werden, und den klinischen Symptomen, die durch die daraus resultierenden degenerativen Gelenkerkrankungen verursacht werden.

Bei erkrankten Hunden kann durch die Besitzer zum Beispiel eine Lahmheit der Hintergliedmaßen festgestellt werden, doch auch hier gilt: Lahmheit ist nicht gleich Lahmheit. So können als leichte Veränderung eine verkürzte Schrittlänge oder aber Beschwerden direkt nach dem

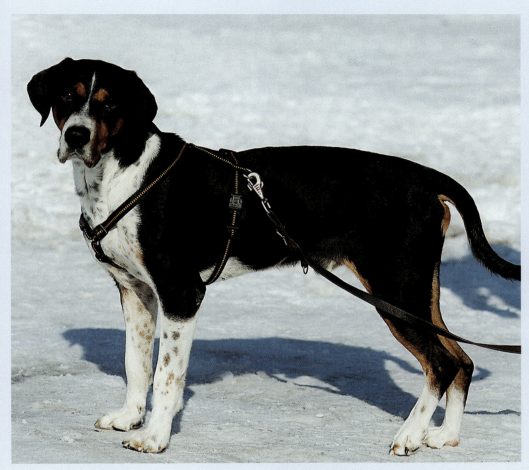
Das Entlasten eines Hinterbeines wie bei diesem Hund kann ein Zeichen für HD sein. (Foto: Lehari)

Aufstehen mit anschließendem Einlaufen vorliegen. Es kann zu einem leichten Nachziehen der Hinterbeine konstant in der Bewegung kommen und sogar bis zu einer vollständigen Belastungsvermeidung führen. Auch ein frühes Antraben zum Vermeiden schneller Schrittbewegungen, ruckartiges Anheben der Hintergliedmaßen, ein gleichzeitiges Auffußen beider Hintergliedmaßen im Galopp, gehäuftes Ausgleiten auf glattem Untergrund, Umfallen beim Kurvenlaufen und erhöhtes Wackeln des Hinterteils in der Bewegung sind bekannte Symptome der Hüftgelenksdysplasie und der Arthrose. Es gibt Hunde, die keine Treppen mehr gehen mögen oder die sich nicht hinsetzen und hinlegen mögen. Andererseits gibt es Hunde, die es vermeiden, lange zu stehen. Auch das deutlich verlangsamte und erschwerte Springen oder gänzliches Vermeiden von Springen können Krankheitsanzeichen für eine Hüftgelenksdysplasie sein. Ebenso tritt Spielunlust auf und es kann zu Schmerzäußerungen kommen. Die Hunde zeigen zum Teil eine geduckte Haltung und schlimmstenfalls kann es auch zu schmerzbedingter Aggressivität gegenüber Menschen und anderen Tieren kommen. Auch Einschränkungen in der passiven Beweglichkeit (also bei der Überprüfung der Beweglichkeit des Beines zum Beispiel durch den Tierarzt) und Muskelabbau werden beobachtet. Oft lässt sich eine Wetterfühligkeit bei den Tieren feststellen, sodass es erkrankten Hunden häufig bei nasskaltem Wetter deutlich schlechter geht als an einem warmen sonnigen Tag.

Gerade bei jungen Hunden mit Hüftgelenksdysplasie im Wachstum beobachtet man die akute Phase, die durch das Vorhandensein von Hüftgelenkschmerzen gekennzeichnet ist. Die Hunde zeigen dann in einem Alter von fünf bis acht Monaten plötzlich Schwierigkeiten in der Bewegung, sowohl beim Aufstehen als auch beim Gehen, und es lässt sich häufig eine Empfindlichkeit im Bereich der Hinterbeine feststellen. Häufig kommt es nach dieser akuten Phase in einem Alter von einem Jahr zu einer deutlichen Verbesserung dieser Symptome. Die Bewegung wird wieder unauffällig und die Schmerzhaftigkeit geht zurück.

Beim ausgewachsenen Hund stellt sich bei klinischen Symptomen die chronische Phase ein, die häufig durch die entstehende Arthrose des an Hüftgelenksdysplasie erkrankten Gelenks bedingt ist. Dabei muss ein solcher Hund vorher keine klinischen Symptome gezeigt haben, also es kommt nicht zwingend zum Auftreten der vorher beschriebenen akuten Phase. In der chronischen Phase werden unterschiedlichste Ausprägungen an Schmerzzuständen beobachtet, wobei die Lahmheit die zunächst augenfälligste Symptomatik ist.

Die Probleme des erwachsenen Hundes werden durch die Degeneration des Hüftgelenks ausgelöst. Die Ablösung und Schädigung des Gelenkknorpels als solche ist für betroffene Hunde noch nicht mit Schmerzen verbunden, da im Gelenkknorpel keine Schmerzrezeptoren, also Stellen, die Schmerz empfinden und weiterleiten können, vorhanden sind. Durch die Auffaserung des Gelenkknorpels kann es, wie oben beschrieben wurde, aber langfristig zu einer Entzündung der Gelenkkapsel kommen, in der nun sehr wohl viele dieser Schmerzrezeptoren sitzen, und somit wird Schmerz empfunden. Auf diesen Schmerz reagieren einzelne Hunde sehr unterschiedlich.

Hunde können spezielle Bewegungstechniken und Gangbilder zur Schmerzvermeidung entwickeln, die dem Besitzer gar nicht auffallen müssen. Und es gibt auch Hunde, die trotz vorliegender Gelenkkapselentzündung keine klinischen Symptome zeigen, oder solche, die nach einem plötzlichen Druck auf die Region (zum Beispiel beim Spielen mit anderen Hunden) bei vorheriger Symptomfreiheit mit hoch-

Krankheitsanzeichen und Folgen

gradigen Schmerzäußerungen reagieren (Aufjaulen, Lecken). Diese Symptome können dann auch bestehen bleiben (Lahmheit in der Bewegung).

Für all die aufgezählten Symptome kommt aber auch eine Vielzahl anderer Erkrankungen infrage, die weiter hinten noch kurz vorgestellt werden. Demnach kann anhand des klinischen Bildes nicht die Diagnose der Hüftgelenksdysplasie gestellt werden und auch der Schweregrad (siehe folgendes Kapitel) lässt sich nicht aus der klinischen Symptomatik bestimmen. Andererseits sollte die Behandlung eines Hundes mit Hüftgelenksdysplasie nach seiner klinischen Symptomatik ausgerichtet werden und niemals nur nach dem Röntgenbild erfolgen.

Beim Toben kann durch plötzlichen Druck auf das Gelenk Schmerz eintreten, obwohl der Hund vorher symptomfrei war. (Foto: Lehari)

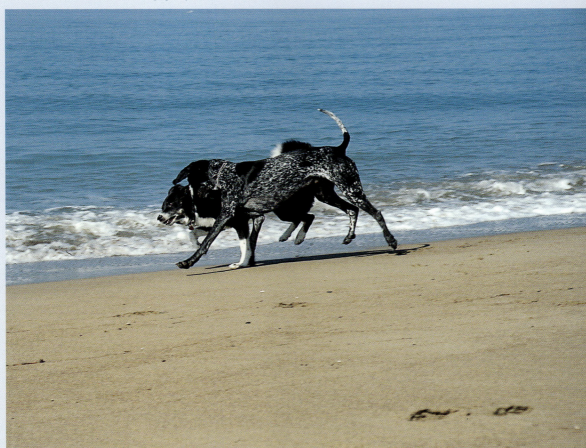

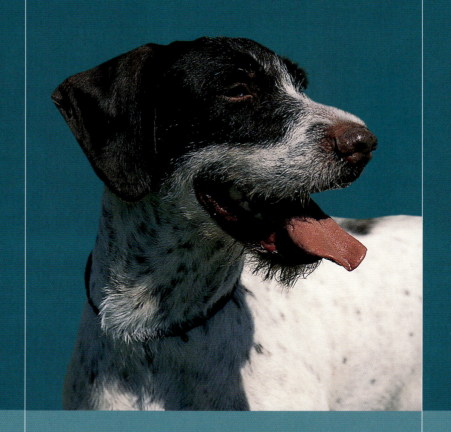

Diagnose der Hüftgelenksdysplasie

Da sich anhand der Krankheitsanzeichen die Hüftgelenksdysplasie nicht sicher feststellen lässt, bedarf es einer anderen Methode zur sicheren Diagnosestellung. Das Mittel der Wahl stellt hierfür heutzutage das Röntgenverfahren dar. Zwar kann der Tierarzt durch die Manipulation des Hüftgelenks manchmal ein Geräusch des Gelenks provozieren, dies kann jedoch lediglich als Hinweis auf das Vorliegen einer Hüftgelenksdysplasie gewertet werden. Nur mithilfe von bildgebenden Diagnoseverfahren kann es zu einer sicheren Diagnose kommen.

Diagnose der Hüftgelenksdysplasie

Bei dem Röntgenverfahren werden die Hüftgelenke des Hundes mithilfe von Röntgenstrahlen auf einem Röntgenfilm abgebildet. Dabei muss der Hund in einer bestimmten Position gelagert werden, um die Hüftgelenke adäquat darzustellen und medizinisch beurteilen zu können. Aufgrund der großen Bedeutung der Hüftgelenksdysplasie bei Hunden, insbesondere bei Zuchthunden, ist eine im nationalen und internationalen Maßstab einheitliche Aufnahmetechnik und auch Beurteilung für die Vergleichbarkeit untereinander wichtig. Von einer Kommission wurden hierfür extra Empfehlungen für die spezielle Lagerung und Positionierung des auf Hüftgelenksdysplasie zu untersuchenden Hundes herausgegeben, die von der FCI (Fédération Cynologique International) eine internationale Gültigkeit haben und sicherstellen sollen, dass die Röntgenaufnahmen verschiedener Hunde so angefertigt werden, dass diese untereinander vergleichbar sind und nach immer gleich bleibenden Kriterien ausgewertet werden können. Die FCI ist der internationale Dachverband verschiedener Rassezuchtvereine aus unterschiedlichen Ländern, dem unter anderem die Vereinheitlichung des Ausstellungs- und Zuchtwesens und der Rassestandards in allen ihr angeschlossenen Ländern obliegt. Die deutschen Rassezuchtvereine sind dem VDH (Verband für das Deutsche Hundewesen e.V.) angeschlossen, der wiederum Mitglied der FCI ist.

Nur absolut gesunde Tiere sollten für solche Sportarten und auch für die weitere Zucht eingesetzt werden. (Foto: Widmann)

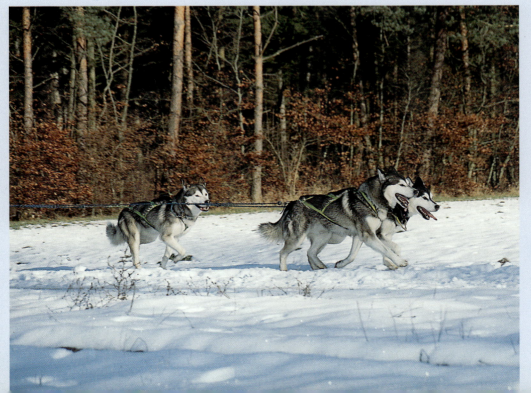

Da versucht wird, durch geeignete Zuchtmaßnahmen die Hüftgelenksdysplasie zu bekämpfen, hat sich eine Standardisierung der Beurteilung dieser Erkrankung bei Hunden für eine möglichst große Chancengleichheit aller potenziellen Zuchthunde durchgesetzt. Die Auswertungskriterien für die Röntgenaufnahmen sind ebenfalls von einer Kommission erarbeitet worden. Da die Hüftgelenksdysplasie eine Erkrankung ist, die bei vielen verschiedenen Hunderassen auftritt, gibt es in zahlreichen Zuchtverbänden das Bestreben, das Risiko einer Hüftgelenksdysplasie in der Rasse zu minimieren. Damit Elterntiere zur Zucht zugelassen werden, sehen die Zuchtbestimmungen bestimmter Rassen vor, dass sie auf Hüftgelenksdysplasie mit Röntgenaufnahmen untersucht worden sind. Und damit eine Chancengleichheit für alle potenziellen Zuchthunde gewahrt wird, gibt es hierfür die standardisierten Röntgenuntersuchungen.

Da es sich bei der Hüftgelenksdysplasie zwar um eine genetisch determinierte, aber nicht um eine angeborene Erkrankung handelt, ist es wichtig, den richtigen Zeitpunkt für die Röntgenuntersuchung zu wählen. Zum einen ist der richtige Zeitpunkt immer dann, wenn ein Hund Beschwerden zeigt, zum anderen ist der richtige Zeitpunkt aus züchterischen Aspekten dann, wenn eine Hüftgelenksdysplasie ziemlich sicher diagnostiziert beziehungsweise ausgeschlossen werden kann. Demnach ist es aus züchterischem Interesse heraus nicht sinnvoll, einen Hund mit einem unfertigen, noch nicht ausgewachsenen Skelett auf Hüftgelenksdysplasie zu röntgen. Die meisten Zuchtverbände schreiben ein Mindestalter von einem Jahr für das Durchführen der Röntgenuntersuchung vor. Bei besonders großen Hunderassen, wie zum Beispiel beim Bullmastiff, Leonberger, Neufundländer, Bernhardiner oder der Deutschen Dogge, gilt sogar ein Mindestalter von anderthalb Jahren für die Erstellung der Röntgenaufnahmen.

Die Röntgenuntersuchung auf Hüftgelenksdysplasie sollte am narkotisierten Hund vorgenommen werden, da die von der Kommission geforderte Lagerung für das Röntgen vorsieht, dass der Hund in Rückenlage mit nach hinten ausgestreckten Hinterbeinen und nach innen eingedrehten Oberschenkeln auf der Röntgenfilmkassette gelagert wird. Diese Art der Aufnahme wird als „gehaltene Stressaufnahme" bezeichnet und ist für die Hunde eine unangenehme Prozedur.

Ziel dieser Lagerung ist eine exakte und symmetrische Abbildung beider Hüftgelenke. Außerdem erschlafft durch die Narkose die Muskulatur, wodurch die Stabilität oder Festigkeit der Hüftgelenke, der Hüftgelenkschluss, besser zu beurteilen ist. Verschiedene Zuchtverbände schreiben noch eine zweite Lagerung in gebeugter Haltung vor. Hierbei werden die Hinterbeine gebeugt oder zur Seite gespreizt gehalten. Ein nicht zu vergessender Grund für eine Narkose während der Erstellung der Röntgenaufnahmen ist, dass der Hund keine Abwehrbewegungen macht und dementsprechend das Risiko für das Röntgenpersonal von Verletzungen, aber auch von unnötigen Strahlenbelastungen durch wiederholtes Röntgen, um eine gute Aufnahme zu bekommen, vermieden werden kann. Jede Narkose birgt zwar immer ein gewisses Restrisiko, aber durch eine Voruntersuchung des Hundes vor der Narkose kann der Tierarzt das unvermeidbare Risiko so gering wie möglich halten und dem Hund wird eine stressvolle Röntgenlagerung, die er mit Angst und zum Teil auch mit Schmerzen erleben würde, erspart. Zur Anfertigung von Hüftgelenkaufnahmen zur Zuchtzulassung ist in Deutschland eine Sedation bis zur Muskelerschlaffung deshalb vorgeschrieben.

Die Röntgenaufnahmen müssen dem jeweiligen Hund zweifelsfrei zugeordnet werden können. Deshalb muss der Hund durch einen Mikrochip oder eine Tätowierung eindeutig zu identifizieren sein. Die Röntgenaufnahmen werden vom Tierarzt, der die Aufnahmen anfertigt, unveränderbar gekennzeichnet. Findet das Röntgen nicht aufgrund eines züchterischen Aspektes, sondern aus gesundheitlichen Gründen statt, also weil der Hund Symptome zeigt, kann und darf der Tierarzt, der die Aufnahmen hergestellt hat, die Röntgenaufnahme selbst beurteilen. Diese Beurteilung hat aber keine Gültigkeit für das offizielle HD-Röntgen. Einige Rassezuchtvereine schreiben vor, dass der

So wird ein Hund für das HD-Röntgen richtig gelagert. (Foto: Furck)

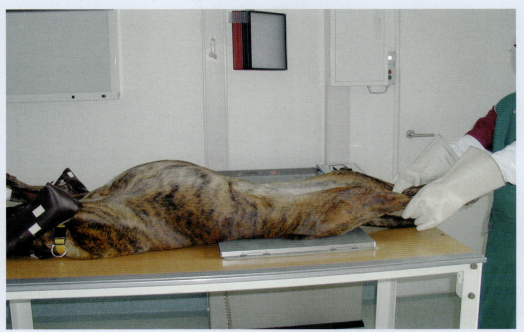

HD – was nun?

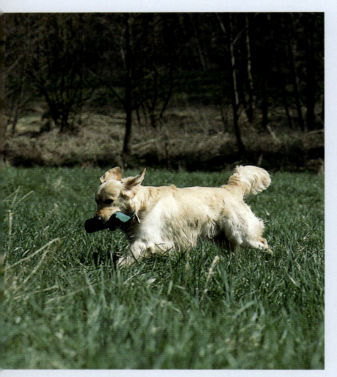

Bei vielen Hunderassen ist das HD-Röntgen Voraussetzung für die Zuchtzulassung. (Foto: Widmann)

Tierarzt, der die für die Zuchterlaubnis erforderlichen Röntgenaufnahmen herstellt, dafür lizenziert sein muss.

Alle für die Zuchtzulassung angefertigten Röntgenaufnahmen werden von dem Tierarzt, der sie erstellt hat, zusammen mit dem HD-Benachrichtigungsbogen zu den von den Zuchtverbänden benannten zentralen Stellen eingeschickt. Die zentrale Auswertung der Aufnahmen hat den großen Vorteil, dass die Beurteilung der Bilder von unbefangenen Gutachtern, die spezifische Rassemerkmale kennen, nach immer den gleichen und damit wesentlich besser objektivierbaren Kriterien durchgeführt wird. Die angefertigten Röntgenaufnahmen für die Zuchtverbände werden nach der Beurteilung in der Regel auch zentral archiviert. Die zentrale Auswertungsstelle erstellt für den jeweiligen Hund ein Gutachten über den Schweregrad der Hüftgelenksdysplasie. Dabei wird jedes Hüftgelenk einzeln beurteilt und das schlechtere Ergebnis ist das für die Zuchtzulassung bindende Resultat. Das Ergebnis wird in den Zuchtunterlagen notiert.

Anhand der Röntgenaufnahmen werden Hunde in Dysplasiegrade, das heißt in die verschiedene Schweregrade der Hüftgelenksdysplasie, eingeteilt. Die erste Einteilung in unterschiedliche Grade, die von einem amerikanischen Tierarzt im Jahr 1954 erstmalig vorgenommen wurde, sieht eine Gradeinteilung von eins bis vier vor:

- Grad eins: Der Oberschenkelkopf sitzt nicht korrekt in der Hüftgelenkpfanne.
- Grad zwei: Die Hüftgelenkpfanne stellt sich in der Röntgenaufnahme leicht abgeflacht dar.
- Grad drei: Die Hüftgelenkpfanne erscheint flach und der Oberschenkelkopf ist fast ausgekugelt.
- Grad vier: Der Oberschenkelkopf ist ausgekugelt, er liegt also nicht mehr in der Hüftgelenkpfanne.

1966 wurde von den Tierärzten Müller und Saar eine andere Beurteilung vorgestellt, die das Hüftgelenk aufgrund der Hüftgelenkpfanne, des Oberschenkelkopfes, des Oberschenkelhalses, des Gelenkspaltes und einer Winkelmessung (dem Norbertwinkel) beurteilt. Das Hüftgelenk wird nach diesem Schema als „kein Hinweis für HD", „verdächtig für HD", „leichte HD", „mittlere HD" und „schwere HD" beurteilt. Auf dieser Grundlage hat die FCI Kriterien zur Klassifizierung der HD und damit zur einheitlichen Beurteilung der HD-Röntgenaufnahmen unter Voraussetzung einer exakten Lagerung erstellt:

- kein Hinweis für Hüftgelenksdysplasie – A
- fast normale Hüftgelenke – B
- leichte Hüftgelenksdysplasie – C
- mittlere Hüftgelenksdysplasie – D
- schwere Hüftgelenksdysplasie – E

An dieser Stelle sei darauf hingewiesen, dass es noch weitere, länderspezifische Beurteilungen gibt, zum Beispiel in Schweden, Großbritannien, in der Schweiz und in den USA.

Die Einstufung erfolgt bei Hunden zwischen dem erstem und dem zweitem Lebensjahr, bei älteren Hunden muss das Alter bei der Beurteilung berücksichtigt werden, da es mit zunehmendem Alter eher zu einer Ausbildung von Arthrose und damit zu einer schlechteren Beurteilung kommt. Röntgenologisch darstellbare Arthrosen führen immer zu einer schlechteren Beurteilung in dem oben vorgestellten Schema, da eine Arthrose im Hüftgelenk bei jungen Hunden immer ein Anzeichen für eine erhöhte Instabilität und damit eine abnormale Beweglichkeit des Gelenks ist. Auch schon die geringsten Anzeichen von Arthrosen auf den offiziellen Röntgenaufnahmen führen mindestens zu der Beurteilung „leichte Hüftgelenksdysplasie – C", auch wenn das Gelenk als solches sonst keine Hinweise auf das Vorliegen einer Hüftgelenksdysplasie liefert.

Außer der Röntgenuntersuchung gibt es heute auch in der Tiermedizin die Möglichkeit von computertomografischen und kernspintomografischen Untersuchungen, um eine Hüftgelenksdysplasie und deren Schweregrad zu diagnostizieren, wobei diese Verfahren zurzeit routinemäßig vor allem bei klinisch erkrankten Tieren, also Tieren mit Symptomen, eingesetzt werden. Auf Gelenkentzündung wird zum Teil auch mit Ultraschallgeräten untersucht.

Es ist erstaunlich, wozu manche Hunde in der Lage sind. Dieser Kletterer hat bestimmt keine Hüftbeschwerden. (Foto: Lehari)

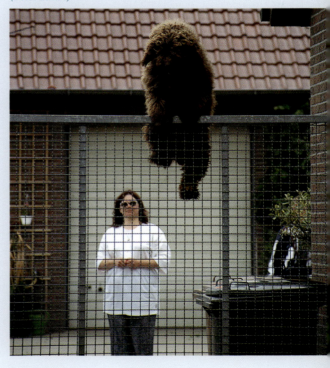

Erkrankungen mit ähnlichen Symptomen (Differenzialdiagnosen)

Wie bereits oben beschrieben ist das Krankheitsbild der Hüftgelenksdysplasie kein eindeutiges oder gleich bleibendes Krankheitsbild, es können vielmehr verschiedenste Symptome auftreten. Die Krankheitsanzeichen treten aber nicht nur bei der Hüftgelenksdysplasie auf, sondern können auch bei anderen Erkrankungen beobachtet werden, der Tierarzt spricht von „nicht pathognomischen Symptomen".

Erkrankungen, die zu einem ähnlichen Krankheitsbild wie dem der Hüftgelenksdysplasie führen können, werden als mögliche Differenzialdiagnosen bezeichnet. Dies sind bei jungen Hunden im Wachstum vor allem die folgende Erkrankungen.

- Osteochondrosis dissecans, Chondrosis dissecans

Bei dieser Erkrankung, kurz OCD genannt, handelt es sich um eine Erkrankung des Gelenkknorpels. An den Hintergliedmaßen ist in der Regel das Sprunggelenk oder das Kniegelenk betroffen, wobei auch der Oberschenkelkopf oder die Wirbelplatte des Kreuzbeins betroffen sein kann. Es kommt im Rahmen dieser Erkrankung zu einer Zusammenhangstrennung des Knorpels und seiner knöchernen Unterlage, sodass sich eine Knorpelschuppe im Gelenk bildet und ein schmerzhafter Gelenkdefekt entsteht, ohne dass als Ursache eine Hüftgelenksdysplasie vorliegt. Diese Erkrankung findet immer im wachsenden Knorpel statt. Es kommt zu einer Störung im Verhältnis der Dicke des Knorpels und der Verknöcherungsvorgänge unter dem Knorpel. Durch einen abnormalen, zu dicken Gelenkknorpel werden die unteren Zellschichten nicht mehr genug mit den Nährstoffen aus der Gelenkflüssigkeit versorgt. Sie haben dann einen schlechten Metabolismus (= Stoffwechsel) und verändern sich bis zum Absterben. Der Mediziner nennt dieses Zelldegeneration und Nekrose. Durch das Absterben der unteren Knorpelschicht kommt es zur Ausbildung einer Fissurlinie im Knorpel und es kann sich Knorpel von seinem Untergrund ablösen. Auch der Knochen unter dieser Knorpelschicht verändert sich. Die abgelöste Knorpelschuppe und der freigelegte Knochen stellen die Ursache für die Schmerzhaftigkeit, die sich in der Regel dann durch eine Lahmheit manifestiert, dar. Diese Erkrankung muss in der Regel operativ behoben werden.

- Panostitis eosinophilica

Dies ist eine entzündliche Erkrankung an wachsenden langen Röhrenknochen unter Beteiligung bestimmter Entzündungszellen, als Lympozythi eosinophilica bezeichnet. Panostitis bedeutet, dass der gesamte Knochen entzündet ist, eosinophilica bezieht sich auf die beteiligten Entzündungszellen. Die Ursache für diese besondere Form der Knochenentzündung ist nicht bekannt. Als Symptom treten ebenfalls

Diagnose der Hüftgelenksdysplasie

Lahmheiten auf. Die Behandlung ist in der Regel eine medikamentöse Therapie. Auch diese Form der Entzündung entsteht nicht durch eine Hüftgelenksdysplasie.

- Calvé-Legg-Perthes-Erkrankung oder avaskuläre Femurkopfnekrose
Bei dieser Erkrankung handelt es sich um eine spontane Degeneration des vorher normal entwickelten Oberschenkelkopfes und Oberschenkelhalses. Es kommt zu einem Absterben knöcherner Zellen des Oberschenkelkopfes durch eine Mangeldurchblutung, wodurch ein deutlicher Gewebeumbau am Oberschenkelkopf erfolgt. Daraus resultiert ein kollabiertes Gelenk. Auch diese Erkrankung geht mit Schmerzen und Lahmheit einher. Ihre Ursache ist unbekannt, sie entsteht aber nicht als Folge einer Hüftgelenksdysplasie. Im Vergleich zu den vorher beschriebenen Erkrankungen ist dies eine Erkrankung, die eher bei kleineren Hunderassen auftritt.

- Epiphysiolysis capitis femoris
Als Epiphyse wird das Gelenkende der langen Röhrenknochen bezeichnet. Bei der Epipysiolyse kommt es zu einer Ablösung dieses Gelenkendes, das heißt, diese Erkrankung beschreibt die Ablösung und Zusammenhangstrennung des Oberschenkelkopfes vom Oberschenkel im Bereich der Wachstumsfuge.

- Patellaluxation
Die Patellaluxation beschreibt das Herausspringen oder Verrenken der Kniescheibe zu den Seiten aus ihrem anatomischen Gleitlager

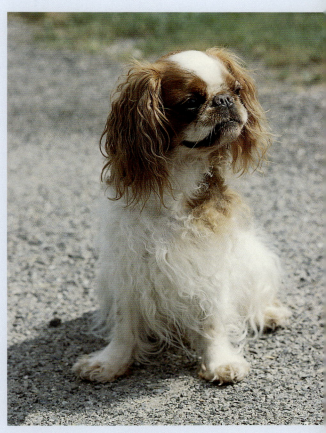

Manche Erkrankungen mit ähnlichen Symptomen wie die der HD kommen eher bei kleinen Hunderassen vor. (Foto: Lehari)

im Oberschenkel. Sie tritt in verschiedenen Graden auf, je nachdem, ob sie ständig oder nur zeitweise herausgesprungen ist und ob sie sich leicht wieder in ihr normales Lager zurückschieben lässt. Die Ursache für eine Patellaluxation kann sowohl angeboren als auch zum Beispiel nach einem Trauma erworben sein. Klinisch kennzeichnet sich diese Erkrankung durch ein verändertes Laufverhalten mit zum Teil hochgradigen Lahmheiten.

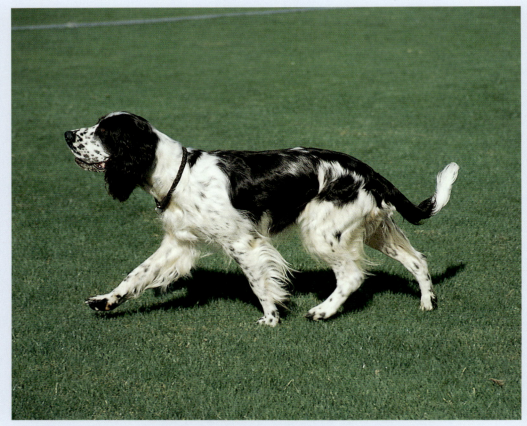

Ein harmonischer Bewegungsablauf ist bei Hunden mit klinischen Symptomen kaum möglich. (Foto: Lehari)

Bei älteren Tieren kommen als andere mögliche Erkrankungen vor allem noch Erkrankungen der Lenden- und Kreuzwirbelsäule oder des Rückenmarkes infrage:

- Cauda equina Kompressionssyndrom oder lumbosacrale Stenose

Das Cauda equina Kompressionssyndrom bezeichnet Erkrankungen, die mit Druck auf das Ende des Rückenmarks einhergehen. Das Ende des Rückenmarks teilt sich faserförmig in einzelne Nervenstränge auf, sodass es hier wie ein Pferdeschwanz (Cauda equina) aussieht. Diese Nervenstränge liegen eingebettet in der Wirbelsäule der hinteren Lendenwirbel und der ersten Kreuzwirbel. Durch Druck auf diese Nervenstränge, der vor allem durch Wirbelveränderungen mit engem Wirbelkanal oder Bandscheibenvorfälle entsteht, kommt es zu unterschiedlichen Symptomen wie zum Beispiel Lahmheiten, Sprungunwilligkeit, Schmerzen, Muskelatrophie und auch Lähmungen. Diese Erkrankung muss von einer Hüftgelenksdysplasie abgegrenzt werden. Für die Diagnose des Cauda-equina-Syndroms sind in der Regel computertomografische oder kernspintomografische Untersuchungen notwendig.

- **Degenerative Myelopathie**

Die degenerative Myelopathie ist eine Erkrankung des Rückenmarks. Es handelt sich hierbei um eine langsam fortschreitende Erkrankung, bei der es zu einer Zerstörung von Strukturen im Rückenmark kommt, die im Endstadium zu einer Lähmung der Hintergliedmaßen führt. Eine echte Therapie für diese Erkrankung ist nicht bekannt.

Weitere mögliche Differenzialdiagnosen sind degenerative Gelenkerkrankungen mit anderer Ursache als eine Hüftgelenksdysplasie, vor allem auch im Kniegelenk. Im Kniegelenk können auch Kreuzbandrisse oder Meniskusveränderungen vorliegen, die eine der Hüftgelenksdysplasie ähnliche Symptomatik verursachen können. Auch muskuläre Erkrankungen wie die Kontraktur des Musculus semitendinosus/semimebranosus/gracilis ähneln in ihren Symptomen denen der Hüftgelenksdysplasie. Und gerade beim älteren Patienten kommen leider auch vermehrt Tumorerkrankungen vor, die differenzialdiagnostisch durch einen Tierarzt abgeklärt werden müssen.

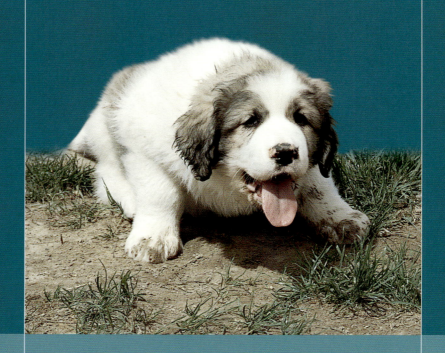

Folgen der Hüftgelenksdysplasie

Die Fehlbildung am Hüftgelenk kann so schwer sein, dass schon beim Welpen eine funktionsgerechte Bewegung der Hüftgelenke unmöglich ist und bereits im frühen Alter eine deutliche Lahmheit oder auch ein Laufunvermögen besteht. Diesen Patienten kann leider nicht immer geholfen werden, sodass solche jungen Tiere aus Tierschutzgründen zum Teil von ihren Leiden erlöst werden müssen.

In der Regel ist es aber so, dass erst mit zunehmendem Alter Krankheitsanzeichen beobachtet werden. Durch die Missbildung der Hüftgelenke kann es bei Hunden zur Entwicklung einer Arthrose kommen, also die degenerative Veränderung des Hüftgelenks, die als Coxarthrose (coxa = Hüfte) bezeichnet wird. Eine Arthrose ist, wie bereits erwähnt, eine Gelenkerkrankung, die zu einer Umformung des Gelenks führt (Arthrosis deformans).

Degenerative Erkrankungen treten nicht plötzlich und schlagartig auf, wie zum Beispiel ein Beinbruch durch einen Unfall, sondern entstehen durch eine andauernde Schädigung. Sie zeichnen sich dadurch aus, dass sie fortschreitend sind. Der Tierarzt spricht dann von einem chronischen (länger andauernden), progressiven (fortschreitenden) Krankheitsverlauf bei degenerativen Erkrankungen. Alle Arthrosen, die sich als Folge einer Grunderkrankung entwickeln, bezeichnet man als sekundäre Arthrosen. Das bedeutet, die Hüftgelenksdysplasie ist die vorliegende Grunderkrankung, die zur Ausbildung der sekundären Coxarthrose führt. Dies beschreibt damit auch eines der Hauptprobleme der Hüftgelenksdysplasie.

Das nicht richtig ausgebildete Gelenk führt zu einer ständigen Fehlbelastung aller am Gelenk beteiligten Strukturen, vor allem kommt es zu einem Missverhältnis zwischen der mechanischen

Arthrosen gehören zu den degenerativen Erkrankungen, die mit zunehmendem Alter fortschreiten. (Foto: Lehari)

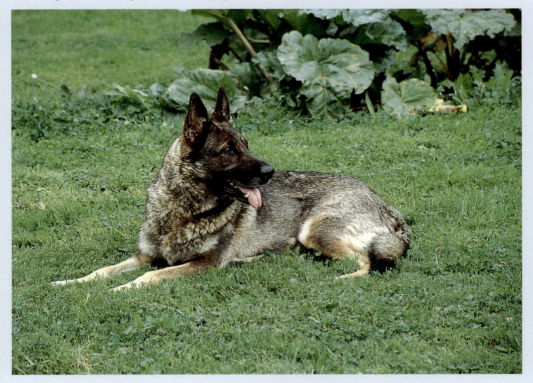

Belastung des Gelenkknorpels und der Belastbarkeit des Gelenkknorpels. Ist diese Fehlbelastung so schlimm, dass die einzelnen Strukturen sie nicht mehr kompensieren können, reagiert der Körper mit Umbauprozessen, die dann auch den Knochen betreffen, und schickt seine Abwehrzellen dorthin, die dann örtlich eine Entzündung auslösen, die wiederum Umbauprozesse begünstigt, sodass es zu einer fortschreitenden Entwicklung der Coxarthrose kommt.

Die unausgewogene Belastung an erkrankten Hüftgelenken führt zu degenerativen Verschleißerscheinungen, der Gelenkknorpel geht kaputt und der darunter liegende Knochen wird freigelegt. Der Knochen reagiert auf diese krankhafte Belastung mit Neubildung von Knochengewebe, das dichter und härter ist und auch schädigend wirkt. Prinzipiell ist diese Reaktion des Körpers, neues Knochengewebe bilden zu können, sehr wichtig, denn sonst könnte ein Bruch niemals verheilen. Im Bereich der Hüftgelenke drückt nun aber das neu gebildete härtere Knochengewebe ebenfalls auf die seitlich angrenzende Knorpelschicht und führt hier wiederum zu einer Schädigung. Es werden erneut Knorpelgewebe verbraucht und Knochen angegriffen. Randständig entstehen so am Gelenk knöcherne Auflagerungen (Osteophyten), die der Körper bildet, um die Kontaktfläche zu vergrößern. Auch der freigelegte und reaktiv härtere Knochen ist weiterhin der Fehlbelastung ausgesetzt, er wird abgeschliffen. Dies kann zum Teil sogar zu freien Gelenkkörperchen führen, die sehr schmerzhaft sind. Der Hund läuft mit diesen Gelenkkörperchen so herum wie wir mit einem Stein im Schuh.

Doch nicht nur der Knorpel und der Knochen verändern sich. Auch die Gelenkkapsel, das Bindegewebe und die Muskulatur reagieren. Das Band, das den Oberschenkelkopf mit der Gelenkpfanne verbindet, kann auffasern und reißen, die Gelenkkapsel verliert ihre Geschmeidigkeit, sie verdickt und verhärtet sich. Es kommt, wie bereits beschrieben, zu einer Entzündung der Gelenkkapsel mit vermehrter Gelenkflüssigkeitsbildung, die dann auch den Knorpelabbau wieder begünstigt. Es handelt sich also um einen klassischen Teufelskreis!

Aufgrund der Gradeinteilung der Hüftgelenksdysplasie ist eine Voraussicht auf den Krankheitsverlauf bedingt möglich. Je schwerer die Hüftgelenksdysplasie ist, desto höher ist das Risiko, dass sich eine schwere, schmerzhafte und die Bewegung einschränkende Coxarthrose oder eine Auskugelung des Gelenks entwickelt. Dies ist aber nicht zwingend der Fall.

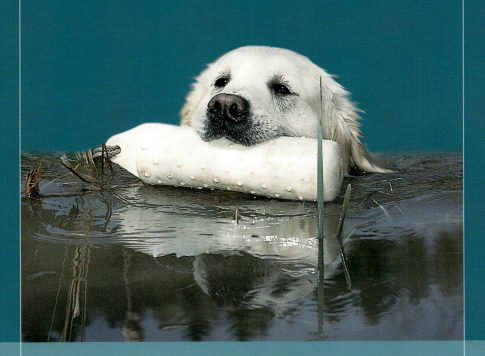

Therapie- möglichkeiten

Hüftgelenksdysplasie ist nicht gleich Hüftgelenksdysplasie – dies ist eine der wichtigsten Grundregeln bei der Auswahl der Therapiemaßnahmen für einen Hund.

Für die Hüftgelenksdysplasie sind in der Tiermedizin inzwischen eine Vielzahl von Therapiemethoden entwickelt worden. Die Diagnose HD bedeutet heutzutage nicht mehr, dass dem Hund kein fröhliches Hundeleben ermöglicht werden kann. Das Wichtigste bei jedem Therapieansatz und der Auswahl der Therapiemethode ist, dass immer der Hund und nicht nur sein Röntgenbild behandelt wird. Eine Therapie sollte nach dem klinischen Bild, dem Alter, dem Temperament

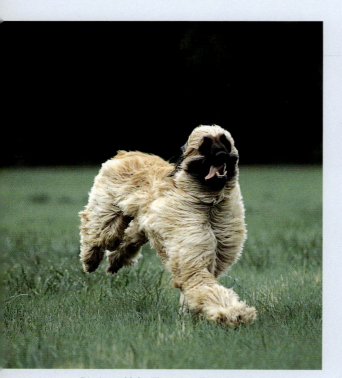

Die Auswahl der Therapie sollte sich auch nach dem Temperament des Hundes richten. (Foto: Widmann)

und dem Röntgenbefund des Hundes ausgerichtet werden. Hunde mit einer mittleren, selbst mit einer schweren Hüftgelenksdysplasie müssen nicht zwingend jemals eine klinisch erkennbare Erkrankung zeigen!

Ein weiterer wichtiger Grundsatz ist bei der Therapieauswahl zu berücksichtigen: Eine Hüftgelenksdysplasie mit ihrer sekundären Arthrose ist eine unheilbare und fortschreitende Erkrankung. Alle noch so verschiedenen Therapiemaßnahmen haben eines gemeinsam: Sie können aus einem erkrankten Hüftgelenk kein gesundes Hüftgelenk machen. Ziel einer Therapie muss es daher sein, aus einem unheilbar degenerativ erkrankten Hüftgelenk mit Beschwerden ein unheilbar degenerativ erkranktes Hüftgelenk ohne oder mit deutlich weniger Beschwerden zu machen. Im Gegensatz hierzu steht das Ziel bei einer kurativen Therapiemaßnahme, zum Beispiel bei einem Oberschenkelbruch nach einem Autounfall, der mit einer Platte operativ stabilisiert wird. Der heile, gesunde Oberschenkelknochen bricht durch ein von außen einwirkendes Trauma. Das Ziel der Therapie ist die Wiederherstellung des gesunden, heilen Oberschenkelknochens.

Bei der Therapie der Hüftgelenksdysplasie beziehungsweise der Coxarthrose geht es dagegen immer um eine Linderung der klinischen Symptome und um eine Erhaltung oder Wiederherstellung der Gelenkfunktion. Eine Therapie soll Schmerzen lindern, die Gelenkfunktion verbessern oder der Entwicklung der sekundären Arthrose entgegenwirken.

Die Auswahl der richtigen Therapiemaßnahme ist immer eine individuelle, die der behandelnde Tierarzt gemeinsam mit dem Tierbesitzer treffen muss. Aus diesem Grund sollen in diesem Buch Behandlungsansätze vorgestellt werden, ohne dass hierbei eine abschließende Bewertung der einzelnen Möglichkeiten vorgenommen wird. Noch einmal: Für die Therapiewahl spielen klinische und röntgenologische Faktoren, das Alter und das Gewicht des Hundes, der Verwendungszweck des Hundes (Familienhund, Schutzhund, Sporthund und so weiter), sein allgemeiner

Gesundheitszustand und zu guter Letzt natürlich auch die finanziellen Möglichkeiten des Tierbesitzers eine Rolle.

Unterschieden werden konservative, medikamentöse und operative Therapiemaßnahmen sowie die alternativen Heilverfahren.

Konservative Therapiemethoden

Unter den konservativen Therapiemethoden versteht man Therapieansätze, die ohne das Messer des Chirurgen und in der Regel auch ohne massiven Medikamenteneinsatz auskommen. Hierzu gehört als einer der wichtigsten, ganz allgemein gültigen Ansätze, dass Hunde grundsätzlich kein Übergewicht haben sollten. Dies gilt besonders für Hunde, die an Hüftgelenksdysplasie leiden. Durch Übergewicht kommt es immer zu einer vermehrten Gelenkbelastung. Bei einem vorgeschädigten Gelenk wirkt sich diese Überlastung umso nachhaltiger und nachteiliger aus. Die erhöhte Belastung an solch einem Gelenk führt zu einem erhöhten Verschleißprozess und die degenerativen Gelenkveränderungen mit Ausbildung einer Coxarthrose werden gefördert.

Eine der wichtigsten Maßnahmen bei übergewichtigen Hunden mit Hüftgelenksdysplasie ist damit die Reduktion des Körpergewichtes. Abnehmen erfolgt beim Hund wie beim Men-

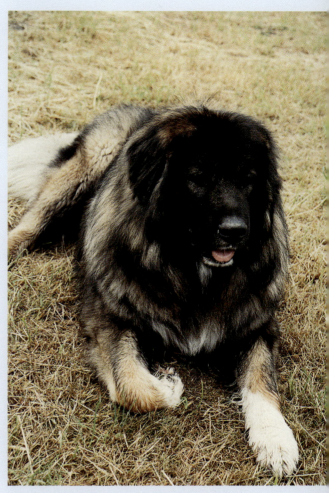

Eine Reduktion des Körpergewichtes entlastet die Gelenke und verlangsamt den natürlichen Verschleißprozess, der letztlich zu einer Arthrose führt. (Foto: Lehari)

schen: mit einer Diät, also einer Verminderung der täglich zugeführten Energie. Um sicherzustellen, dass der abnehmende Hund ausreichend mit Nährstoffen versorgt wird, und um eventuellen Mangelerscheinungen vorzubeugen, gibt es spezielle Diätfertigfuttermittel, wobei für die Auswahl des Futters eine Beratung durch den Tier-

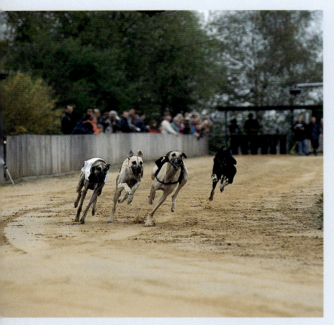

Starke Belastungen wie hier durch Rennsport müssen bei Hunden mit HD gänzlich vermieden werden.
(Foto: Widmann)

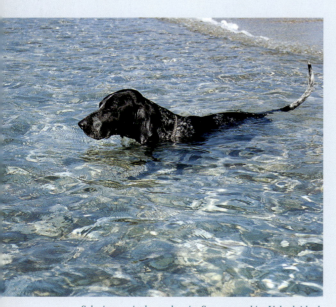

Schwimmen ist besonders im Sommer und im Urlaub ideal geeignet, um die Muskeln zu trainieren, die zur Stabilität des Hüftgelenks beitragen. (Foto: Lehari)

arzt sinnvoll ist. Zufüttern von Leckerli ist dann strengstens verboten, auch wenn der Hund noch so hungrig schaut. Diese strenge Diät muss durchgehalten werden, bis das Tier sein Idealgewicht erreicht hat. Als Richtlinie gilt hier, dass die Rippen leicht tastbar sein sollen. Ist dieses Ziel erreicht, muss das Gewicht durch entsprechende Fütterung gehalten werden.

Ebenso wie Übergewicht soll bei Hunden mit Hüftgelenksdysplasie auch eine übermäßige Belastung vermieden werden. Die Bewegungsaktivität erkrankter Hund ist zu kontrollieren. Starke Belastungen wie langes Spielen, lange Spaziergänge, Schutzdienst, Jagdeinsatz, Hundesport oder Rennen müssen gänzlich vermieden werden. Bei Hunden, die bereits Symptome anzeigen, ist es wichtig, die Bewegung des Hundes so einzuschränken, dass es nicht zusätzlich zu Ermüdungs- oder Schmerzanzeichen kommt. Das bedeutet, jede Bewegung, die bei dem Hund zu einer Lahmheit führt, sollte so weit es möglich ist vermieden werden. Idealerweise finden dann die Spaziergänge vor allem auf weichem Untergrund, also Waldboden und Wiesen, statt. Ein weicher, nachgiebiger Untergrund reduziert die Belastung der Gelenke und schont sie damit. Joggen im Wald ist schließlich auch gesünder als Joggen auf hartem Asphalt. Rutschiger Untergrund – auch wenn es um den Fußbodenbelag im Haus geht – ist möglichst zu vermeiden, da auf glattem Untergrund die Hinterbeine leichter zur Seite wegrutschen können und dies wiederum eine unnötige Belastung und auch ein Trauma für das erkrankte Hüftgelenk darstellt. Im Wohnraum sollte rutschiger Untergrund möglichst durch einen griffigeren Bodenbelag ersetzt werden.

Um die Bewegungseinschränkung zu kontrollieren und plötzliche schnelle Bewegungen zu vermeiden, ist das Führen des Hundes an der Leine ratsam. Auf der anderen Seite muss man einen erkrankten Hund nicht komplett in Watte packen, sondern ihm ein artgemäßes Hundeleben zugestehen. Regelmäßige Bewegung ist auch bei einem erkrankten Hund wichtig, damit seine Muskulatur, die entscheidend zur Stabilität des Hüftgelenks beiträgt, weiterhin trainiert wird. Bewährt hat sich hierfür das Schwimmen, da hierbei die Belastung des Gelenks in der Bewegung am niedrigsten ist. Allerdings sollte das Schwimmen nicht in der kalten Jahreszeit erfolgen, es sei denn, es steht ein beheiztes Schwimmbecken zur Verfügung.

Der Rat für dysplastische Hunde geht also zu einer mäßigen, aber regelmäßigen Bewegung, die nur in akuten Phasen weiter eingeschränkt werden sollte. Das Spielen mit anderen Hunden ist in Maßen erlaubt, denn bei aller Vorsicht darf man natürlich nicht vergessen, dass Hunde für ein gesundes Hundeleben soziale Kontakte zu Artgenossen brauchen!

Es ist auch unbedingt darauf zu achten, dass Hunde mit Arthrosen nicht im Kalten und Feuchten liegen, da die Kälteeinwirkung einen negativen Einfluss auf veränderte Gelenke hat. Längeres Liegen im Kalten und Nassen führt zu einer Steifigkeit der Gelenke, deshalb soll der Ruheplatz für den Hund im Warmen und Trockenen sein.

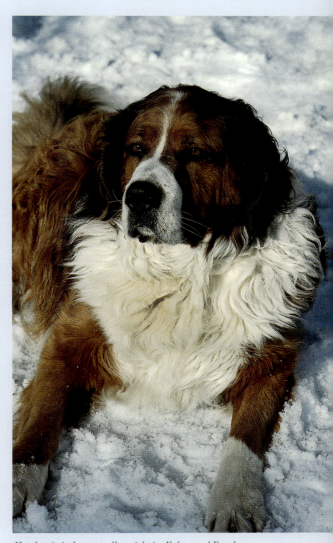

Hunde mit Arthrosen sollen nicht im Kalten und Feuchten liegen, da dies zu einer Steifigkeit der Gelenke führt. (Foto: Lehari)

Physiotherapie

Kontrollierte Bewegungstherapien werden heute für Hunde als Physiotherapien angeboten. Sie können eine entscheidende Verbesserung der Gesamtsituation des an Hüftgelenksdysplasie erkrankten Hundes erbringen. Die Maßnahmen dienen dazu, der aus der sekundären Arthrose resultierenden Bewegungseinschränkung des erkrankten Gelenks entgegenzuwirken und das Voranschreiten der Erkrankung zu stoppen oder zu verlangsamen. Wichtig ist es, die Physiotherapie von einem erfahrenen Tierphysiotherapeuten durchführen zu lassen oder unter seiner Anleitung Maßnahmen zu ergreifen, damit eine Situation nicht durch falsche Behandlung verschlechtert wird. Häufig ist es sinnvoll, bei einer deutlichen Schmerzhaftigkeit des Hundes die Schmerzen vor Beginn der Physiotherapie mit Medikamenten zu behandeln, damit der Hund die Behandlung nicht als zusätzlich unangenehm empfindet.

Physiotherapeutisch spielen die Traktionsbehandlung, Massagen, Wärmeanwendungen und spezielle Bewegungstherapien inklusive Schwimmtherapien zum gezielten Muskelaufbau eine wichtige Rolle.

Die Traktionsbehandlung ist eine spezielle Maßnahme zur Mobilisation des Gelenks. Durch Distraktion, also durch das Auseinanderziehen von Gelenkflächen, soll die Situation des Gelenks verbessert werden. Dabei wird das Gelenk durch kontrollierte Ausübung von Zug auf die Extremitäten gelöst, anschließend gestrafft und zuletzt gedehnt. Da diese Traktion zu therapeutischen Zwecken vorgenommen wird, darf sie nicht zu einer Auskugelung oder Überdehnung des Gelenks führen, sondern sie muss durch den erfahrenen Therapeuten gleichmäßig und mit stetem Zug bis zur Endposition, die durch die Muskelspannung vorgegeben wird, vorgenommen werden. Der angelegte Zug wird dann sieben bis zehn Sekunden gehalten und anschließend das Gelenk ebenso lange wieder entspannt. Der Traktionsbehandlung werden eine Schmerzlinderung und eine Verbesserung der Gelenksituation zugesprochen. Sie sollte aber niemals von unerfahrenen Personen durchgeführt werden, da es bei falscher Ausübung zu einem negativen Einfluss auf das erkrankte Gelenk kommen würde.

Häufig wird vor der Traktionsbehandlung eine Thermotherapie, welche die Durchblutung am Gelenk verbessert und so die Beschwerden lindern kann, eine Mikrowellenbestrahlung, die das gleiche Ziel verfolgt, oder eine Massage durchgeführt. Die Massage hilft, verspannte Muskulatur zu lockern und zu schlaffe Muskulatur anzuspannen. Damit werden Gelenkfehlstellungen gemindert und einer weiteren Knorpeldegeneration wird vorgebeugt. Die physiotherapeutischen Bewegungstherapien dienen zum einen dem Muskelaufbau, sie helfen aber auch gegen Verspannungen und lindern dadurch häufig auch Schmerzen. Viele Tierphysiotherapeuten verfügen über einen Hundeswimmingpool, sodass therapeutisches Schwimmen auch im Winter durchgeführt werden kann. Es dient vor allem zum Erhalt oder zum Aufbau der Muskulatur, die unabdingbar für eine gute Gelenkfunktion ist.

Medikamentöse Therapiemaßnahmen

Das Haupteinsatzgebiet der medikamentösen Therapie bei der Hüftgelenksdysplasie ist die Behandlung von Schmerzen und die Behandlung von Entzündungen. Hierfür werden analgetische (schmerzlindernde) und antiinflammatorische (entzündungshemmende) Medikamente zur Symptombehandlung eingesetzt. Sie können die Hüftgelenksdysplasie nicht verbessern und auch die Arthrose nicht komplett aufhalten. Da der Körper des Hundes unter Schmerzmedikation nicht mehr über den Schmerz als Schutzmechanismus verfügt, der den Hund selbst vor einer Überbelastung schützt, muss der Besitzer dafür sorgen, dass durch eine kontrollierte Bewegung eine Bewegungsreduktion erfolgt und der Hund so vor Überbelastung geschützt wird.

Man sollte immer daran denken, dass jedes Medikament eine potenzielle Gefahr für das Auftreten von Nebenwirkungen beinhaltet. Sie ist umso größer, je länger ein solches Medikament eingenommen wird. Insbesondere die Schmerzmittel und entzündungshemmenden Medikamente können bei längerer Behandlung in hohen

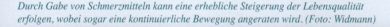
Durch Gabe von Schmerzmitteln kann eine erhebliche Steigerung der Lebensqualität erfolgen, wobei sogar eine kontinuierliche Bewegung angeraten wird. (Foto: Widmann)

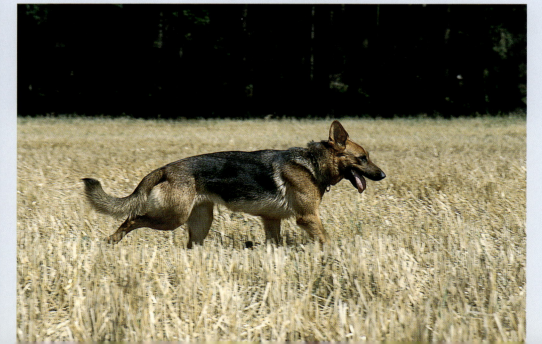

Dosierungen zu Reizungen am Magen-Darm-Trakt führen. Dies ist der Grund, warum gerade zu Beginn einer Therapie diese Medikamente durch den Tierarzt je nach Bedarf eingesetzt werden und eventuell auch Behandlungspausen eingelegt werden müssen. Dennoch ist es so, dass bei einer fortgeschrittenen Erkrankung eine kontinuierliche Medikamentengabe unumgänglich sein kann. Gerade bei älteren Patienten oder solchen, bei denen eine chirurgische Maßnahme nicht durchgeführt werden kann oder soll, wird durch eine langfristige Medikamentengabe eine deutliche Verbesserung der Lebensqualität und der Lebensfreude erreicht. In diesen Fällen wird dann auch unter Medikamentengabe eine kontinuierliche Bewegung anstatt von Ruhe angeraten.

Der Hundehalter muss sich darüber im Klaren sein, dass auch unter Medikation ein Arthroseschmerz so schlimm sein kann, dass er nicht mehr oder nur unvollständig gelindert wird, sowohl bei Langzeittherapie als auch bei kurzzeitigem Einsatz in besonders schweren Fällen.

In der Regel wird der behandelnde Tierarzt dem Hund ein Medikament aus der Gruppe der nichtsteroidalen, antiinflammatorischen Medikamente verordnen. Dazu gehören verschiedene, zum Teil speziell für den Hund zugelassene Medikamente. Diese Medikamente sollten zum Schutz der Magenschleimhaut immer mit etwas Futter verabreicht werden.

Als stärkere Medikamente werden zum Teil auch Kortikosteroide eingesetzt. Da diese Medikamente ein erhöhtes Nebenwirkungsrisiko haben, werden sie vom Tierarzt in der Regel erst dann verabreicht, wenn die anderen Medikamente keine ausreichende Wirkung zeigen.

Neuere Medikamente, die in der Therapie der Hüftgelenksdysplasie eine Rolle spielen, sind die knorpelschützenden Medikamente, die Chondroprotektiva. Wie im Kapitel über die Krankheitsentstehung beschrieben, kommt es durch die ungünstige mechanische Belastung des dysplastischen Gelenks zu einer krankhaften Druckbelastung und zu einem Verschleiß des Gelenkknorpels. Medikamentös wird versucht, den Knorpelstoffwechsel zu verbessern und die Geschmeidigkeit des Gelenks zu erhöhen. Die Wirkstoffe zielen darauf ab, die Bindung der Wasser bindenden Bestandteile der Knorpelgrundsubstanz, der Glykosaminoglykane, im Knorpel zu unterstützen, um durch die Zunahme des Wassergehalts im Knorpel dessen Druckelastizität zu erhöhen. Bis heute ist nicht geklärt, ob die Chondroprotektiva einen therapeutischen Erfolg erzielen, allerdings sind sie alle nahezu frei von Nebenwirkungen.

Um die muskuläre Situation zu verbessern, kommen zum Teil auch Anabolika zum Einsatz, wobei diese nicht vor Abschluss des Wachstums des Hundes verabreicht werden sollten, da sie sich negativ auf das Längenwachstum der Röhrenknochen auswirken können. Anabolikagabe ist insbesondere in Kombination mit speziellem Muskelaufbautraining sinnvoll.

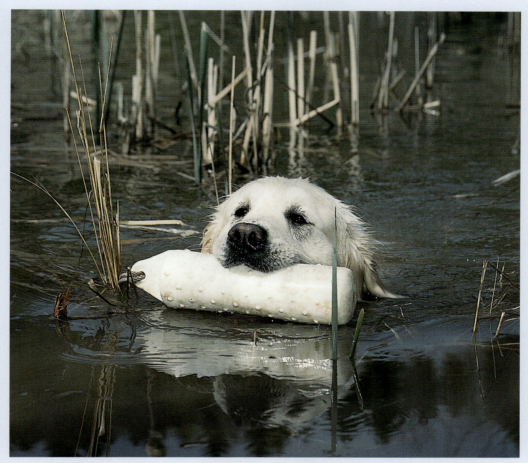

Das Aufbauen der Muskeln zum Beispiel durch Schwimmen ist bei vielen Therapiemaßnahmen wichtig. (Foto: Widmann)

Operative Therapiemaßnahmen

Alle operativen Therapiemaßnahmen stellen invasive chirurgische Eingriffe dar. Ihr Ziel ist es, dauerhaft Schmerzen zu lindern, die Gelenkfunktion zu verbessern und Sekundärarthrosen entgegenzuwirken. Auch die operativen Therapiemaßnahmen können eine Hüftgelenksdysplasie niemals heilen. Dementsprechend kommt eine Operation für einen Hund immer nur dann infrage, wenn für den durchgeführten Eingriff die Prognose für die Gelenkfunktion und eine Schmerzfreiheit oder Schmerzlinderung nach einer solchen Operation günstiger ist als ohne die Operation. Eine prognostizierte Verbesserung, die natür-

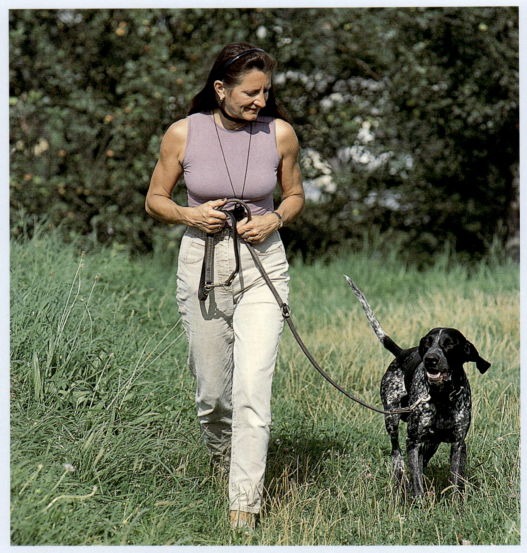

Abhängig von der Art des Eingriffs muss die Bewegung des Hundes mehr oder weniger stark eingeschränkt werden, indem er anfänglich nur an der Leine geführt wird. (Foto: Lehari)

lich nie garantiert werden kann, muss die Gefahren, die Einschränkungen und Unannehmlichkeiten, die durch den operativen Eingriff immer entstehen, rechtfertigen. Es hat daher wenig Sinn, einem sehr alten, schwachen Hund die Strapazen einer aufwendigen Operation mit einer langen Rekonvaleszenzzeit zuzumuten, denn die – zwar zeitlich begrenzten – Einschränkungen nach einer

Operation bedeuten immer auch eine Einschränkung der Lebensqualität. Auch können andere Krankheiten wie zum Beispiel schwere Herzerkrankungen das Risiko einer Operation so hoch sein lassen, dass hier stets eine strenge Abwägung über Nutzen und Risiko sinnvoll erscheint.

Heutzutage gibt es eine Vielzahl an möglichen chirurgischen Eingriffen, aus denen der behandelnde Tierarzt individuell für jeden Hund die richtige Methode auswählen muss. Es ist ganz wichtig, sich an dieser Stelle zu erinnern, dass Hüftgelenksdysplasie nicht gleich Hüftgelenksdysplasie ist und damit für jedes Tier ein individueller Therapieplan wichtig ist. Es gibt nicht nur die eine richtige Therapie. In der Veterinärmedizin gibt es inzwischen eine Vielzahl von Operationsmethoden, die jeweils ihre Befürworter, aber häufig auch ihre Gegner haben. Dies kommt vor allem daher, dass die Hüftgelenksdysplasie eine sehr komplexe Erkrankung ist, und was dem einen Hund mit HD gut tut, kann einem anderen Hund schaden. Einige der heute gängigen verschiedenen chirurgischen Maßnahmen und Möglichkeiten seien hier vorgestellt. Man unterscheidet die operativen Eingriffe, die die Schmerzen lindern, nicht aber eine Veränderung am Gelenk bewirken, von Operationen, bei denen das Gelenk in seiner Form verändert wird, um die Missbildung zu beheben. Dabei werden zunächst die einfacheren, weniger komplizierten Maßnahmen und anschließend die aufwendigeren Operationstechniken genannt. Welche Maßnahme für den einzelnen Hund die richtige ist, ist eine Individualentscheidung, die jeweils mit dem Tierarzt zusammen gefällt werden sollte.

Denervation der Hüftgelenkkapsel

Die Denervation beschreibt eine Operationsmethode, bei der die Nervenfasern, die das Hüftgelenk innervieren, das heißt also die Sensibilität und die Empfindsamkeit des Hüftgelenks ausmachen, durchtrennt werden. Nervenfasern sind für das Schmerzempfinden unabdingbare Voraussetzung, da über sie eine Weiterleitung der Schmerzen letztendlich zum Gehirn stattfindet, wo der Schmerz dann bewusst wahrgenommen werden kann. Werden nun die Nervenfasern am Hüftgelenk, die für diese Schmerzempfindung notwendig sind, operativ durchtrennt, kann der Hüftgelenkschmerz nicht mehr weitergeleitet und empfunden werden. Gerade die Arthrose, die mit einer Verdickung der Gelenkkapsel einhergeht, stellt häufig einen hochgradig schmerzhaften Prozess dar. Dieser Eingriff dient also nicht der Behebung der Situation in dem Gelenk, sondern er dient der Behebung der Beschwerden, die durch die Schmerzhaftigkeit ausgelöst werden. Er ist mit einer Dauerbetäubung zu vergleichen. Therapiert werden können damit also Hunde, deren Hauptproblem die Schmerzen im Gelenk sind. Eine Verbesserung der Situation des Gelenks kann hiermit nicht erzielt werden, sodass der Kreislauf, der zum Beispiel zu sekundären Arthrosen führt, auch nicht gestoppt wird. Und

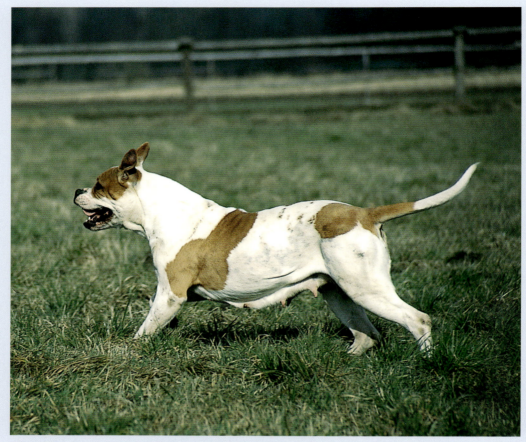

Ein schmerzfreier Hund kann sich natürlich und frei bewegen, wodurch die Lebensqualität erheblich verbessert wird. (Foto: Lehari)

auch mechanische Beschwerden, zum Beispiel eingeschränkte Bewegung der Hintergliedmaßen oder die Gefahr von Auskugelungen, werden durch diese Operation nicht verändert. Auf der anderen Seite kann mit diesem Eingriff eine deutliche Verbesserung der Lebensqualität erzielt werden. Dementsprechend sollte diese Maßnahme nur bei Hunden mit Schmerzen als Symptom durchgeführt werden. Es ist nicht sinnvoll, einem Hund, der auf dem Röntgenbild zwar eine eindeutige Hüftgelenksdysplasie zeigt, aber klinisch keine Symptome erkennen lässt, diesen Eingriff quasi vorbeugend zuzumuten. Nur die durch Schmerzen induzierte Lahmheit lässt sich mit dieser Methode beheben. Damit kann auch einem Muskelschwund durch Minderbelastung entgegengewirkt werden. Auf der anderen Seite entsteht Schmerz nicht nur im Gelenk selber, sondern auch in der umgebenden Muskulatur, und dies kann zu einem Misserfolg der Operation führen, sodass weiterhin Schmerzen bestehen. Auch mechanische Probleme, die mit der Hüftgelenksdysplasie einhergehen können, werden durch diese Methode nicht behandelt. Der Eingriff selbst ist verhältnismäßig einfach mit einem geringen Komplikationsrisiko und er verbaut nicht die Möglichkeit für eventuelle weitere Operationen. Er kann an beiden Seiten in einer Operationssitzung durchgeführt werden.

Durchtrennung/Entfernung des Musculus pectineus (Pektinektomie)

Der Musculus pectineus ist ein Muskel, der am Schambein entspringt, an der Schenkelinnenfläche verläuft und am unteren Drittel des Oberschenkelknochens innen mit einer langen Sehne ansetzt. Seiner Funktion nach gehört dieser Muskel zu den Adduktoren, also zu den Heranziehern. Dies bedeutet, wenn er sich zusammenzieht, zieht er die Hintergliedmaße nach innen. Gleichzeitig zieht er dabei den Oberschenkel ein wenig nach oben, was zu einer Verstärkung des Drucks auf den Pfannenrand und die Gelenkkapsel führt. Die Vermutung besteht,

Ob ein operativer Eingriff vorgenommen werden muss und welcher Art er sein soll, hängt davon ab, wie stark die Symptome sind. (Foto: Lehari)

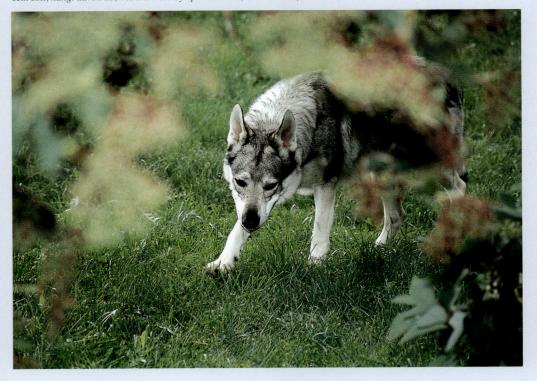

dass bei einem erkrankten Gelenk durch diesen Druck auf das Hüftgelenk eine Schmerzhaftigkeit im Gelenk provoziert wird. Wird dieser Muskel nun durchtrennt oder auch entfernt, kann es zu einer Verbesserung von Lahmheiten kommen, da durch weniger Fehlbelastung im Gelenk zum einen weniger Schmerz entsteht, zum anderen wird auch das Entstehen von sekundären Arthrosen verhindert oder zumindestens verlangsamt. Gerade bei jungen Patienten, bei denen die Hüfte noch formbar ist, wird diesem Eingriff auch ein stärkerer Formationsreiz des Kopfes auf die Pfanne zugesprochen, die sich dementsprechend dann noch tiefer ausbilden kann.

Der Eingriff selber ist im Vergleich zu den später beschriebenen Maßnahmen relativ einfach und damit auch kostengünstiger. Er sollte gleichzeitig an beiden Beinen durchgeführt werden. Die Erfolge dieser Operation sind in der Literatur von verschiedenen Autoren sehr unterschiedlich bewertet worden. Vor allem kann bei einem Erfolg nicht gesagt werden, wie lange die Schmerzfreiheit anhält. Die Angaben schwanken hier von Monaten bis zu vielen Jahren. Gesichert ist, dass auch diese Operation nicht mehr, wie früher teilweise üblich, vorbeugend durchgeführt werden sollte, sondern immer nur dann, wenn ein Hund auch Symptome zeigt.

Der Vorteil dieser verhältnismäßig einfachen Operation ist, dass sie bei einem relativ geringen Risiko während des Eingriffs bei eventuellem Misserfolg oder späterem Wiederkehren der Beschwerden andere operative Behandlungen nicht ausschließt.

Femurkopfresektion

Diese Operationsmethode beschreibt die operative Entfernung des Oberschenkelkopfes und des Oberschenkelhalses am Oberschenkelschaft. Dadurch werden die Malartikulation, also die schlechte Gelenkverbindung im Hüftgelenk, behoben, das Voranschreiten der sekundären Arthrose unterbrochen und der Gelenkschmerz genommen. Zwischen dem Oberschenkelrest und der Hüftgelenkpfanne bildet sich dann ein Pseudogelenk, eine Pseudarthrose, aus, die aus narbigem Bindegewebe besteht. Zusammen mit der umgebenden Muskulatur übernimmt die Pseudarthrose die Übertragung der Kraft vom Rumpf auf die Hintergliedmaße. Dies ermöglicht eine schmerzfreie, jedoch zum Teil in der Beweglichkeit leicht eingeschränkte Bewegung des Hüftgelenks.

Die Empfehlung zu dieser Operation wird vornehmlich bei Hunden mit einem leichteren bis mittelschweren Körpergewicht ausgesprochen. Die Operationsmethode ist im Verhältnis zu den nachfolgend geschilderten Operationen deutlich einfacher, weniger aufwendig, für die Tiere weniger belastend und auch kostengünstiger. Nach der Operation ist eine sofortige Belastbarkeit der Gliedmaße gegeben. Lediglich bis zur Entfernung der Hautnaht sollten operierte Hunde an der Leine geführt werden. Ansonsten ist eine aktive Bewegung der Gliedmaße erstrebenswert und notwendig, da durch die stetige Bewegung der Hund seine Muskulatur trainiert und diese zur

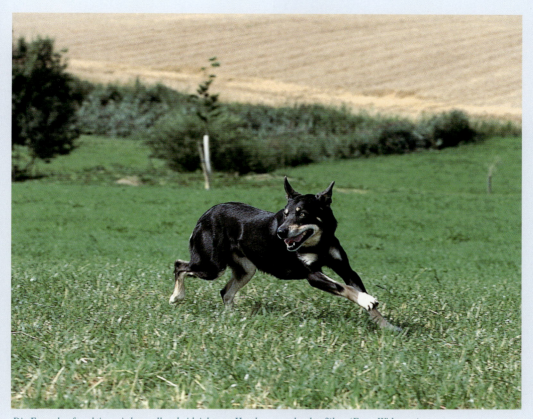
Die Femurkopfresektion wird vor allem bei leichteren Hunderassen durchgeführt. (Foto: Widmann)

Kraftübertragung unbedingt notwendig ist. In der Regel kann eine solche Operation, falls notwendig, an beiden Hinterbeinen durchgeführt werden, wobei zwischen den Operationen ungefähr drei bis vier Monate liegen sollen.

Die nun folgenden Operationsmethoden stellen alle kompliziertere Operationen dar, bei denen durch Eingriffe am Knochensystem die Situation des Gelenks durch neue Stellungen verbessert oder verändert werden soll, das heißt, diese Operationen sollen die Funktion des Hüftgelenks durch Umbauten desselbigen verbessern. Im Rahmen dieses Buch ist es nicht möglich, aber auch nicht notwendig, alle der zurzeit praktizierten Operationsmethoden zu beschreiben. Die wichtigsten sollen hier jedoch vorgestellt werden.

Zum einen sind dies die so genannten Korrekturosteotomien. Ziel dieser Eingriffe ist es, die mechanische Belastung des geschädigten Gelenks zu verändern. Zum anderen gibt es die Möglichkeit eines künstlichen Hüftgelenks, dies bezeichnet man als Totalendoprothese, kurz TEP.

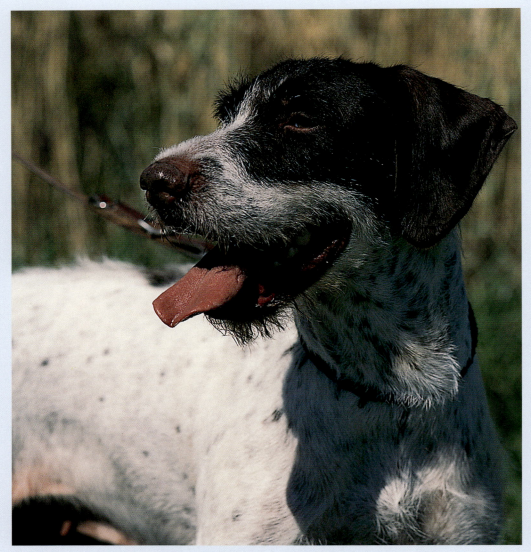

Ist ein operativer Eingriff erforderlich, muss auch ein passionierter Jagdhund eine längere Pause einlegen. (Foto: Lehari)

Korrekturosteotomie: dreifache Beckenosteotomie

Eine Art dieser aufwendigen Korrekturosteotomien ist die dreifache Beckenosteotomie. Das Wort Osteotomie bedeutet die Durchtrennung von Knochen mit Meißel oder Säge, um Fehlstellungen zu beheben oder auszugleichen. Hierbei wird durch die Durchtrennung der Hüftgelenksknochen vor, hinter und seitlich der Hüftgelenkpfanne die Pfanne sozusagen aus ihrer Verbindung zur Hüfte gelöst und dann in ihrer Position geschwenkt, und zwar wird sie nach außen rotiert und dann in dieser neuen Position wieder an den vorher durchtrennten Knochenstellen in der Hüfte fixiert. Dem Oberschenkelkopf wird hierbei sozusagen die Gelenkpfanne aufgesetzt. Ziel ist es, die Überdachung des Oberschenkelkopfes zu verbessern und damit die tragende Gelenkfläche zu vergrößern. Die Druckbelastung im Hüftgelenk soll sich nicht auf einzelne Punkte konzentrieren, sondern möglichst viel Gelenkfläche mit einbeziehen. Dadurch soll der Kreislauf, der zur Ausbildung von sekundären Arthrosen führt, durchbrochen werden.

Diese Methode wird für die Patienten empfohlen, bei denen der Oberschenkelkopf und die Hüftgelenkpfanne nicht gut aufeinander abgestimmt sind, der Oberschenkelkopf aber eine annähernd normale Form besitzt, jedoch nicht genügend weit von der Gelenkpfanne abgedeckt wird. Auf der anderen Seite muss die Gelenkpfanne aber groß genug sein, dass sie den Oberschenkelkopf abdecken könnte. Außerdem sollten noch keine oder nur sehr geringe sekundäre Arthrosen ausgebildet sein.

Diese Operationstechnik wird für junge Hunde ungefähr im Alter von fünf bis zwölf Monaten empfohlen, wobei sie auch bei älteren Tieren durchgeführt werden kann. Der behandelnde Tierarzt muss sehr gewissenhaft den Patienten untersuchen und die Röntgenbilder auswerten, um zu prüfen, ob es die richtige Methode ist, da durch die Schwere des Eingriffs natürlich auch das Risiko größer und die Nachbehandlung aufwendiger ist als bei den zuvor beschriebenen Methoden.

Bei der richtigen Indikationsstellung werden die Erfolgsaussichten als gut bezeichnet, wobei es zu Komplikationen mit Schädigungen des umgebenden Nervengewebes und zur Einengung des Beckenrings und damit zu Beschwerden beim Kotabsatz kommen kann. Um Brüche der Implantate zur Befestigung der vorher durchtrennten Knochen zu vermeiden, müssen die Hunde nach dem Eingriff mindestens sechs bis acht Wochen in ihrer Bewegung extrem stark eingeschränkt werden. Bei einer Operation kann diese Technik immer nur auf einer Seite angewendet werden. In der Regel wird die zweite Seite, falls notwendig, zwei bis drei Monate nach der ersten Seite operiert.

Intertrochantäre Varisationsosteotomie

Diese Operationsmethode setzt nicht an der Hüftgelenkpfanne, sondern an der Stellung des Oberschenkelkopfes an. Zwischen zwei Knochenvorsprüngen (Trochanter major und minor) am Oberschenkel wird eine Osteotomie durchgeführt.

Bei Patienten, bei denen eine steilere Stellung des Oberschenkelhalses als normal (einer Coxa valga) und/oder eine Verdrehung des Schenkelhalses vorliegt (der Tierarzt spricht dann von einer Antetorsion, was bedeutet, dass der Oberschenkelhals vermehrt nach vorne gedreht ist), kommt es zu einer Fehlbelastung des Hüftgelenks. Vereinfacht gesagt bedeuten die Veränderungen, dass der Oberschenkelkopf durch eine veränderte Position des Oberschenkelhalses nicht optimal in der Gelenkpfanne sitzt. Dadurch kommt es zu einer erhöhten Druckbelastung im Hüftgelenk und damit wiederum zu einer Degeneration des Gelenkknorpels.

Der Eingriff dient einer Stellungsänderung des Hüftkopfes in der Pfanne, indem er tiefer in diese hineingestellt werden soll. Dementsprechend kommt diese Methode für Hunde infrage, die einen vergrößerten Antetorsionswinkel aufweisen (dieser wird in einer speziellen Röntgenaufnahme ermittelt) und dadurch eine Subluxation des Hüftgelenkkopfes aus der Hüftgelenkpfanne erfolgt. Außerdem sollte eine tiefe und gut geformte Gelenkpfanne vorliegen, da sonst kein Platz für die Aufnahme des Oberschenkelkopfes gegeben ist. Idealerweise sind noch keine sekundären Arthrosen ausgebildet.

Viele operative Eingriffe können schon im Junghundalter durchgeführt werden. (Foto: Widmann)

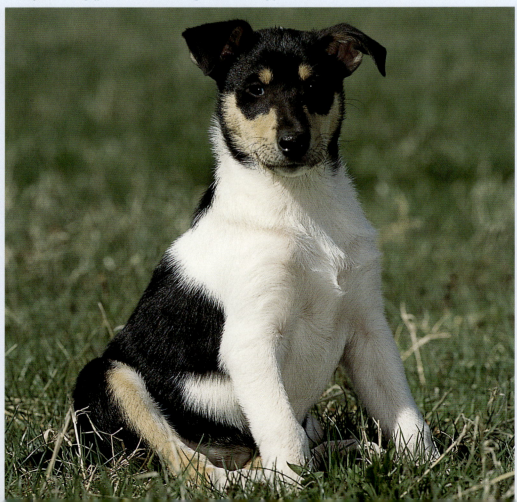

Das empfohlene Operationsalter für diese Patienten ist ein junges Lebensalter. Die Angaben schwanken in dem Bereich zwischen dem vierten und dem zwölften Lebensmonat. Die Operationstechnik ist kompliziert: Es wird sowohl am Oberschenkelhals ein Knochenkeil entfernt als auch eine spezielle Platte am Oberschenkel angebracht. Es kann pro Operation nur eine Seite versorgt werden. Über die Entfernung der Implantate gibt es keine einheitliche Meinung. Manche Autoren sind dafür, die Platte so lange zu belassen, bis klinische Symptome auftreten, da auch die Entfernung ein massives Trauma im Gelenkbereich und der Muskulatur darstellt. Andere Autoren meinen, dass eine Entfernung notwendig sei, da sie sonst bei jungen Hunden das Wachstum des Knochens behindern und damit die Situation des Hüftgelenks negativ beeinflussen könnten.

Die gewichttragende Gelenkfläche soll durch die Operation vergrößert werden. Dadurch erfolgt der Druck nicht mehr punktuell, sondern wird auf eine größere Fläche verteilt, um so Überlastung, Knorpelverschleiß und einer Inkongruenz entgegenzuwirken. Dadurch soll die Entwicklung einer sekundären Arthrose verhindert werden.

Femurhalsverlängerung

Die Femurhalsverlängerung, also eine Verlängerung des Oberschenkelhalses, wird bei Hunden mit Hüftgelenksdysplasie durchgeführt, bei denen dieser Hals im Verhältnis zu kurz ausgebildet ist und dadurch die schlechte Artikulation im Hüftgelenk entsteht. Durch die operative Verlängerung des Halses soll ein tieferer Sitz des Oberschenkelkopfes in der Hüftgelenkpfanne zustande kommen. Voraussetzung für eine erfolgreiche Operation ist eine normal ausgebildete Hüftgelenkpfanne. Für die Operationsmethode gibt es verschiedene Techniken. Prinzipiell verändert auch diese Operation vor allem die Winkelung im Oberschenkelhals, wodurch ein tieferer Sitz des Oberschenkelkopfes in der Hüftgelenkpfanne gewährleistet wird. Durchgeführt wird die Operation vor allem bei jungen Hunden mit klinischen Symptomen. Nach der Operation müssen die Hunde ungefähr sechs Wochen ruhig gehalten werden.

Pfannendachplastik

Bei dieser Operation soll die Hüftgelenkpfanne durch resorbierbare, also sich mit der Zeit auflösende Kunststoffimplantate beziehungsweise durch Knochenspan, der von dem Hund selbst gewonnen wird, die an der vorderen Kontur der Hüftgelenkpfanne angebracht werden, den Oberschenkelkopf besser abstützen, indem die Hüftgelenkpfannenform verbessert wird. Das körpereigene Knochenwachstum an den Operationsstellen soll durch die Implantation angeregt werden, sodass es langfristig zu einer Abstützung des Oberschenkelkopfes in der Hüftgelenkpfanne und damit zu einem verbesserten Sitz im Gelenk kommen soll.

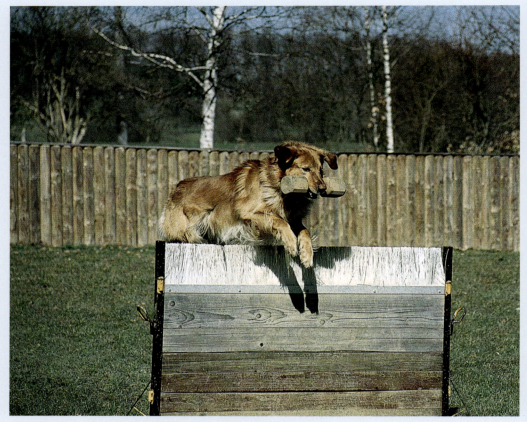

Für solche sportlichen Sprungleistungen, ist ein gesundes Hüftgelenk Voraussetzung. (Foto: Lehari)

Durchgeführt werden kann die Operation bei Patienten mit fast vollständig herausgesprungenem Oberschenkelkopf. Nicht durchgeführt werden sollte sie, wenn bereits deutliche sekundäre Arthrosen vorliegen. Das empfohlene Operationsalter liegt zwischen sechs Monaten und fünf Jahren. Die Operation kann an beiden Hüftgelenken gleichzeitig durchgeführt werden. Die Hunde müssen nach der Operation sechs Wochen streng ruhig gestellt werden.

Künstliches Hüftgelenk

Die Totalendoprothese, kurz TEP, des Hüftgelenks ist der künstliche Ersatz von Hüftgelenkkopf und Hüftgelenkpfanne bei Hunden. In der Veterinärmedizin gibt es sie seit 1957. Das Prinzip der künstlichen Hüfte ist es, ein mechanisch voll belastbares, intaktes und vor allem schmerzfreies Hüftgelenk zu schaffen. Der künstliche Hüftgelenkersatz erfolgt prinzipiell, indem der Oberschenkelkopf mit Oberschenkelhals abge-

Therapiemöglichkeiten

setzt, das heißt entfernt und durch eine in den Oberschenkel eingepasste Prothese ersetzt wird. Auch die Hüftgelenkpfanne und gegebenenfalls die vorhandenen sekundären Arthrosen werden durch Auffräsen entfernt und es wird eine künstliche Pfanne eingebracht.

Die ersten künstlichen Hüftgelenke wurden aus Edelstahl gefertigt und in den Knochen verschraubt. Durch Art des Materials der Prothesen und in der Fixationstechnik unterscheiden sich heute verschiedene Modelle. Üblich sind künstliche Hüften, die durch Knochenzement befestigt werden, und so genannte zementfreie Hüftgelenkendoprothesen, bei denen prinzipiell der umgebende Knochen in das künstliche Hüftgelenk einwachsen soll, um darüber eine Stabilität des Implantats zu erreichen.

Eine künstliche Hüfte ist für Hunde mit Hüftgelenksdysplasie und Symptomen sinnvoll, wenn man davon ausgehen kann, dass eine gelenkerhaltende Operation nicht erfolgreich wäre. Es sollte niemals ein Hund mit Hüftgelenksdysplasie, aber ohne Symptome – auch wenn das Röntgenbild noch so schlimm aussieht –, ein künstliches Hüftgelenk bekommen. Frühestens kann eine künstliche Hüfte nach abgeschlossenem Wachstum und geschlossenen Wachstumsfugen eingesetzt werden, wobei generell das künstliche Hüftgelenk eher etwas für ältere, große Hunde ist.

Die Implantation eines künstlichen Hüftgelenks ist eine technisch schwierige Operation und sollte nur von erfahrenen Veterinärchirurgen durchgeführt werden. Eines der größten Risiken der künstlichen Hüftgelenke ist die Implantatlockerung. Diese entsteht in der Regel nach der schwersten Komplikation beim Einsetzen von künstlichen Hüftgelenken: der Entzündung des Knochens. Diese Osteomyelitis kann sich durch das Einbringen von entzündlichen Keimen während der Operation entwickeln. Deshalb muss unter absolut sterilen Bedingungen gearbeitet werden. Häufiger geht eine Osteomyelitis jedoch aus von Keimen einer Infektion, die im Körper vorherrscht, zum Beispiel einer Zahnwurzelentzündung. Diese Keime gelangen dann aus der Maulhöhle über das Blut in den Knochen um das künstliche Hüftgelenk. Ein Hund, bei dem diese Komplikation eintritt, hört langsam auf, die operierte Gliedmaße zu belasten. Durch die Entzündung des Knochens wird die Befestigung der künstlichen Hüfte gelockert und es folgt eine hochgradige Schmerzhaftigkeit. Das große Problem ist, dass die Keime, die eine solche Knochenentzündung auslösen, sich auch auf die künstlichen und damit selber nicht durchbluteten Implantate setzen. Während in der Regel eine Entzündung auch des Knochens durch Medikamentengabe in den Griff zu bekommen ist, gelingt dies bei einer Knochenentzündung um ein künstliches Gelenk fast nie, da die Keime auf den Implantaten nicht genug Wirkstoff zum Absterben abbekommen. Damit kann sich die Infektion des Knochens trotz Medikamentengabe aufrechterhalten, da immer wieder neue

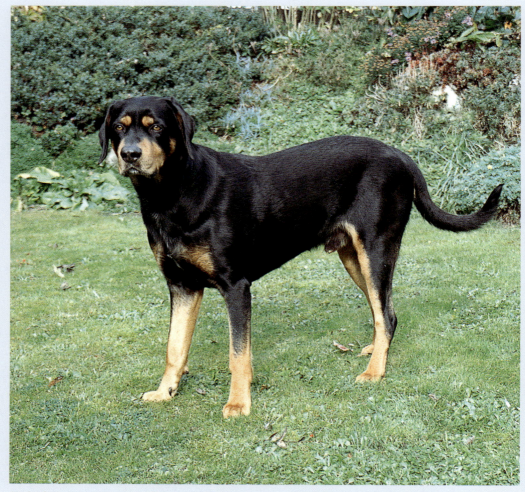

Nach schweren operativen Eingriffen muss der Hund einer strengen Bewegungseinschränkung unterliegen. Von Vorteil ist dann ein eigener Garten, in dem sich der Hund lösen kann, ohne ausgeführt werden zu müssen aber auch hier sollte er an der Leine geführt werden.

Keime, die sich nach der hämatogenen (also über die Blutbahn) Einschwemmung auf dem künstlichen Hüftgelenk angesiedelt haben, von dort aus den Knochen angreifen. In so einem Falle ist es unumgänglich, das künstliche Hüftgelenk wieder zu entfernen. Eine erneute Implantation eines künstlichen Hüftgelenks hat dann in der Regel keinen Erfolg, da es fast immer zu einer erneuten Osteomyelitis kommt. Manche Hunde können durch die Muskulatur das Fehlen des Hüftgelenks kompensieren. Andere wiederum sind nicht in der Lage, ohne Hüftgelenk zu laufen, und müssen eingeschläfert werden.

Doch auch ohne Infektion kann es zu einer Implantatlockerung kommen. Der Mediziner spricht dann von einer aseptischen Implantatlockerung, die bei den zementfreien Hüftgelenksprothesen nicht vorkommen soll. Die künstliche Hüfte muss auch in diesem Fall entfernt werden, doch kann sie bei entsprechend vorhandenem ausreichendem Knochen durch eine neue künstliche Hüfte ersetzt werden.

Außerdem kann es zu einem Herausspringen des künstlichen Oberschenkelkopfes aus der künstlichen Pfanne kommen. Dies geschieht, wenn es passiert, in der Regel in den ersten vier Wochen nach der Operation.

Nach einer Implantation eines künstlichen Hüftgelenks ist es unbedingt notwendig, dass die operierten Hunde strikter Bewegungseinschränkung unterliegen. Dies gilt sowohl für fast gänzlich zu vermeidende Spaziergänge als auch für die Bewegung im Haus. Einem Hund, bei dem von vornherein klar ist, dass er sich nicht längerfristig ruhig stellen lässt, wie es bei sehr temperamentvollen Tieren unter Umständen vorkommt, sollte niemals die Belastung der aufwendigen Operation, wie sie die Implantation eines künstlichen Hüftgelenks bedeutet, zugemutet werden.

Ungefähr nach zwei Monaten kann gegebenenfalls die andere Seite ebenfalls mit einem künstlichen Hüftgelenk versorgt werden.

Nach jeder Operation ist es außerdem wichtig, die Hunde daran zu hindern, an den Operationswunden zu lecken, da hierdurch Bakterien aus dem Speichel in die Wunde gelangen können, wodurch eine Wundinfektion entstehen und so auch über diesen Weg eine Osteomyelitis induziert werden kann. Das Tragen eines ausreichend großen Hundehalskragens ist unbedingt notwendig.

Abschließend sei noch einmal darauf hingewiesen, dass die Wahl der Operationsmethode vom einzelnen klinischen Fall abhängt. Entscheidend sind das Ausmaß der Erkrankung, das Alter, die Größe und das Temperament des Hundes. Neben den unterschiedlichen Kosten steht außerdem die Frage im Vordergrund, welches Ziel mit der Operation erreicht werden soll. Es ist also wichtig, gemeinsam mit dem behandelnden Tierarzt die Vor- und Nachteile der einzelnen Methoden gegeneinander abzuwägen, um dann für den einzelnen Hund die geeignete Behandlungsmaßnahme zu ergreifen.

Alternative Therapiemaßnahmen

Als alternative oder auch natürliche Therapiemaßnahme wird in der Tiermedizin vermehrt Akupunktur eingesetzt. Auch mit Akupunktur kann eine Hüftgelenksdysplasie nicht geheilt werden, sodass nicht fälschlicherweise von alternativen oder natürlichen Heilverfahren gesprochen werden sollte. Das Ziel der Akupunktur ist es,

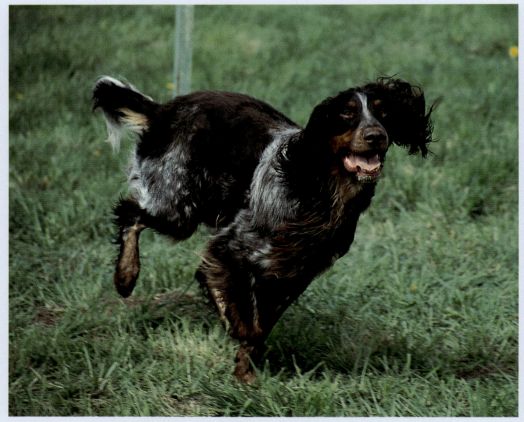

Durch die Goldakupunktur kann Schmerzfreiheit und somit eine normale Bewegungsweise erreicht werden. (Foto: Lehari)

eine Schmerzfreiheit und damit eine verbesserte Beweglichkeit und erhöhte Lebensqualität für den Hund zu erreichen.

Unterschieden werden die konservative Akupunktur, bei der gezielte Reize in wiederholten Sitzungen durch Akupunkturnadeln gesetzt werden, und die Goldakupunktur, bei der eine dauerhafte Implantation von Goldkügelchen an bestimmten Akupunkturpunkten in einer Sitzung erfolgt. Das Grundprinzip der Akupunktur ist in beiden Verfahren identisch. In der chinesischen Medizin geht es nicht um die Reparatur eines erkrankten Körperteils, sondern vielmehr um die Aktivierung von Abwehr-, Widerstands- und Regenerationskräften des Organismus. Die Selbstheilungskräfte des Körpers sollen angeregt werden. Auch bei der Akupunktur wird durch Voruntersuchungen durch einen speziell dafür ausgebildeten Tierarzt festgestellt, ob diese Therapiemaßnahme für den Hund geeignet ist.

Bei der konservativen Akupunktur müssen immer wieder Akupunktursitzungen erfolgen, bei der Goldakupunktur kommt es in der Regel zu einer einmaligen Behandlung unter Sedierung, also einer leichten Narkose. Die Goldimplantation ist eine Sonderform der klassischen Akupunktur. An klassische Akupunkturpunkte werden kleine Goldstücke über spezielle Hohlnadeln gesetzt, die an diesen Punkten eine Dauerreizung vornehmen. Hierfür muss vorher eine Röntgenbildbeurteilung vorgenommen werden. Durch die Implantation kommt es zu einer dauerhaften Stimulation mit verbesserter Stoffwechseltätigkeit durch Förderung der Durchblutung, Hemmung der Schmerzempfindlichkeit und wahrscheinlich auch zu einer Nervenstimulation, sodass Einfluss genommen wird auf die Nervenbotenstoffe. Eine Endorphinproduktion wird angenommen. Durch die Verbesserung des Stoffwechsels des dysplastischen Gelenks, das heißt die Reinigung von gelenkschädigenden Substanzen und die Verbesserung der Funktion der gelenkbildenden Strukturen, kommt es zu einer Schmerzlinderung oder Schmerzfreiheit. Durch die fehlenden Schmerzen kann sich der Hund normal bewegen und damit seinen muskulären Halteapparat trainieren. Der Vorteil der Akupunkturtherapie gegenüber der medikamentösen Therapie ist das Ausbleiben von Nebenwirkungen, die durch dauerhafte Medikamentengabe eintreten können.

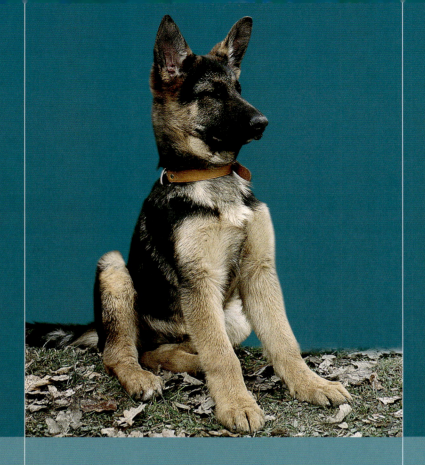

Vorbeugemaßnahmen

Da es sich bei der Hüftgelenksdysplasie des Hundes um ein erblich bedingtes Leiden handelt, dessen Ausprägung im fertigen, ausgewachsenen Skelett durch Umweltfaktoren zum Teil gesteuert werden kann, setzen die möglichen Vorbeugemaßnahmen in zwei unterschiedlichen Bereichen an. Zum einen sind dies Maßnahmen, die innerhalb der Hundezucht ergriffen werden, zum anderen solche, die bei der Aufzucht von Hunden und ihrer Haltung berücksichtigt werden sollten.

Die wichtigsten Maßnahmen zur Vorbeugung der Hüftgelenksdysplasie sind sicherlich die züchterischen Maßnahmen, welche die genetische Komponente der Hüftgelenksdysplasie bekämpfen sollen. Zum anderen ist es aber wichtig, dass vor allem für gefährdete Hunde die Umweltfaktoren so gewählt werden, dass eine optimale Aufzucht möglich ist. Da bei einem Welpen die Erkrankung in der Regel nicht zu erkennen ist, sollten verantwortungsvolle Hundehalter bei der Aufzucht ihres vierbeinigen Lebenspartners die Bedingungen so optimieren, dass Risiken und Belastungen für den Hund so gering wie möglich sind. Vermeiden lässt sich eine Hüftgelenksdysplasie aber allein durch die Umweltfaktoren nicht.

Zunächst werden die Vorkehrungsmaßnahmen, die in der Zucht und damit auch bei der Auswahl eines Hundes eine Rolle spielen, vorgestellt, anschließend die Hausrezepte für den Alltag mit einem Hund zur Vorbeugung einer Hüftgelenksdysplasie besprochen und zusammengefasst.

Eine überlegte Auswahl der Elterntiere und eine optimale Welpenaufzucht können das HD-Risiko minimieren. (Foto: Lehari)

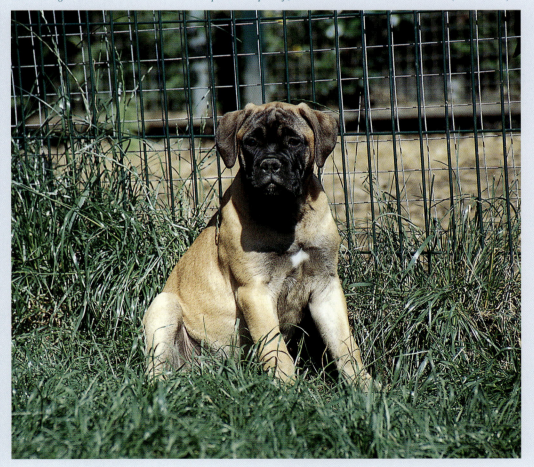

Züchterische, populationsgenetische Maßnahmen

Verantwortungsvolle Hundezüchter legen heutzutage großen Wert darauf, möglichst hüftgelenksdysplasiefreie Hundewelpen zu erzeugen. Die Hüftgelenksdysplasie bildet sich, wie aus den vorherigen Kapiteln zu entnehmen, unterschiedlich aus. Genetiker sprechen in so einem Fall von der „phänotypischen Varianz" der Hüftgelenksdysplasie. Der Phänotyp beschreibt das Erscheinungsbild eines Merkmals. Für die phänotypischen Unterschiede der Hüftgelenksdysplasie gibt es genetische und umweltbedingte Faktoren. Die Selektion im Bereich der Tierzucht ist eine genetische Selektion, das heißt, es geht darum, die erblich bedingten Anteile der Hüftgelenksdysplasie züchterisch zu bekämpfen.

Da die Hüftgelenksdysplasie eine polygene, also viele Gene betreffende Erkrankung ist, ist es nicht ganz einfach, diese Erbkrankheit zu eliminieren. Wäre die Hüftgelenksdysplasie durch ein einziges Gen verursacht, könnten Elterntiere mit diesem einen veränderten Gen relativ schnell erkannt und von der Zucht ausgeschlossen werden.

Für einen einfachen Erbgang wäre folgende Konstellation denkbar: Damit bei einem Nachkommen Hüftgelenksdysplasie auftritt, braucht es hierfür Information von beiden Elterntieren. Dabei gibt es dominante (stärkere) Gene und rezessive (schwächere) Gene. Nehmen wir nun einmal an, Hüftgelenksdysplasie tritt nur dann auf, wenn zwei rezessive, also schwächere Gene, die wir als „h" bezeichnen, bei einem Individuum zusammenkommen. Dies würde bedeuten, von beiden Elterntieren wird jeweils ein „h" an den Welpen vererbt. Damit weist der Welpe dann in seinem Genom die ungünstige Konstellation „hh" auf und hat phänotypisch erkennbar eine Hüftgelenksdysplasie.

Eltern, die frei von Hüftgelenksdysplasie sind und auch ein gesundes Genom aufweisen, besitzen dann das dominante Genom, das wir als „HH" bezeichnen. Werden zwei phänotypisch und genomisch gesunde Tiere gemeinsam Eltern, so sind auch die Welpen, da sie von jedem Elterntier ein „H" erben, gesund („HH").

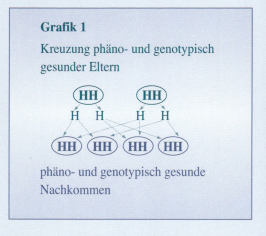

Grafik 1

Kreuzung phäno- und genotypisch gesunder Eltern

phäno- und genotypisch gesunde Nachkommen

Eltern, die phänotypisch gesund sind, aber in ihrem Genom ein rezessives, damit im Phänotyp nicht erkennbares „h" haben, können bei Kreuzung zweier solcher Tiere dann sowohl phänotypisch kranke als auch phänotypisch gesunde und genomisch kranke, also merkmalstragende

Kinder bekommen sowie auch phäno- und genotypisch gesunde Tiere. Dies wird in der folgenden Grafik verdeutlicht.

Grafik 2
Kreuzung phänotypisch gesunder, aber genotypisch merkmalstragender Eltern

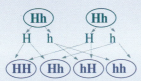

ein phäno- und genotypisch gesunder Nachkomme (HH), zwei phänotypisch gesunde, aber merkmalstragende Nachkommen (Hh), ein phänotypisch kranker Nachkomme (hh)

Grafik 3
Kreuzung eines phänotypisch gesunden, aber genotypisch merkmalstragenden Elterntieres mit einem phänotypisch kranken Elterntier

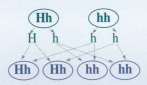

zwei phänotypisch gesunder, aber merkmalstragende Nachkommen, und zwei phänotypisch erkrankte Nachkommen

Grafik 4
Kreuzung eines phäno- und genotypisch gesunden Elterntieres mit einem phänotypisch erkrankten Elterntier

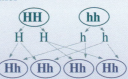

phänotypisch gesunde, aber merkmalstragende Nachkommen

Diese Regeln werden in der Genetik als Mendel'sche Spaltungsregeln bezeichnet. Durch den polygenen Erbgang liegt aber eine kompliziertere Vererbung zugrunde. Merkmale werden kombiniert und an verschiedene Gene gekoppelt vererbt. Deshalb ist die Hüftgelenksdysplasie auch heutzutage noch immer ein Problem in der Rassezucht, aber auch bei Mischlingshunden, da diese häufig aus belasteten Rassehunden entstanden sind.

Das Problem bei Rassehunden im Allgemeinen ist, dass sich die Hundezucht nicht ausschließlich auf die Zucht von gesunden und fitten Hunden konzentriert, sondern Rassestandards, also für eine Rasse typische und gewünschte beziehungsweise geforderte Merkmale, ebenfalls durch eine optimale Zucht und damit Kreuzung von bestimmten Elterntieren erfüllt werden sollen. Der Mensch selektiert also,

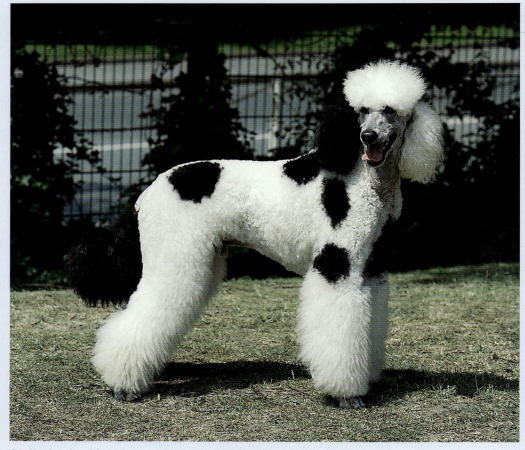

Die Hundezucht erfolgt nicht nur nach gesundheitlichen, sondern auch optischen Kriterien. (Foto: Lehari)

indem er nach bestimmten Kriterien die Elterntiere auswählt. Bei der natürlichen Selektion ist es dagegen so, dass sich in der Regel nur die gesündesten und damit am besten an das Überleben angepassten Tiere fortpflanzen können („survival of the fittest").

Die geforderten Rassemerkmale, die damit Selektionsgrundlage sind, beinhalten unter anderem auch Merkmale, die das Aussehen der Hunde betreffen. Dabei spielen die Größe der Tiere, die Haarlänge, die Fellfärbungen, Ruten-, Ohr- und Kopfformen, Augenfarbe und Ähnliches eine Rolle. Die Funktionalität des Tieres, wie es in der Landwirtschaft zum Beispiel die Milchleistung bei der Milchviehzucht oder bei den Rennhunderassen Rennleistungen sind, ist dabei den äußerlichen Merkmalen gegenüber häufig hintangestellt.

Vorbeugemaßnahmen

Schon lange wird in der Tiermedizin darüber diskutiert, ob die sehr einseitige Selektion nach Rassestandards die Veranlagung zu Funktionsstörungen bei den Rassetieren fördert. Dabei ist die Hüftgelenksdysplasie nicht die einzige der möglichen und in bestimmten Rassen gehäuft auftretenden Funktionsstörungen. Andererseits gibt es auch in Gebrauchshunderassen Hüftgelenksdysplasie, sodass für das vermehrte Auftreten der Hüftgelenksdysplasie in bestimmten Rassen nicht ausschließlich die Zucht auf optische Kriterien schuld sein kann.

Durch den mehrere Gene betreffenden Erbgang ergibt sich das Problem, dass ein Ausschluss der Vererber der Hüftgelenksdysplasie relativ kompliziert ist. Genetisch spricht man von der Heritabilität, also der Erblichkeit eines Merkmals, die immer zwischen 0 und 1 liegt. Eine Heritabilität von 0 bedeutet, dass die Elterntiere keinen Einfluss auf ein Merkmal haben. Eine Heritabilität von 1 bedeutet, dass alle Nachkommen dieses Merkmal haben. Für die Hüftgelenksdysplasie wird eine Heritabilität zwischen 0,2 und 0,6 angegeben. Da die Hüftgelenksdysplasie ein genetisch bedingtes Merkmal ist, ist für ein Elterntier mit Hüftgelenksdysplasie das Risiko größer, die kranken Gene an seine Nachkommen weiterzugeben, als für ein Elterntier, das selbst nicht an einer Hüftgelenksdysplasie leidet, trotzdem kranke Gene zu besitzen und diese weiterzuvererben. Sind beide Elterntiere betroffen, so ist das Risiko der Vererbung umso höher. Damit ist eine Erblichkeit bewiesen und der erste züchterische Schritt ist die Massenselektion.

Unter der Massenselektion wird aus züchterischer Sicht verstanden, dass durch Beurteilung des Zustandes eines potenziellen Zuchttieres seine Zuchttauglichkeit bescheinigt oder abgelehnt wird. Um das Problem der Hüftgelenksdysplasie zu verringern, sind heute wie bereits beschrieben bei nahezu allen Hunderassen Vorschriften bei der Zuchtzulassung für potenzielle Elterntiere erlassen worden. Hierfür müssen die Hunde eine Röntgenuntersuchung auf Hüftgelenksdysplasie und eine Bewertung mit Einteilung in die Hüftgelenksdysplasiegrade bekommen. Die einheitliche Bewertung der Röntgenaufnahmen, die nach spezifischen Richtlinien von entsprechend geschulten Tierärzten beurteilt werden, bildet hierbei die Grundlage für die Auswahlentscheidung. Um Objektivität und Unbestechlichkeit zu gewährleisten, werden diese Aufnahmen zu Zentralen eingeschickt und dort von unabhängigen Personen nach immer den gleichen Kriterien beurteilt. Ziel der Massenselektion ist es, nur mit merkmalsfreien Tieren zu züchten.

Unterschiede gibt es zwischen den einzelnen Rassehundevereinen dahingehend, mit welchem Hüftgelenksdysplasiegrad noch eine Zuchtzulassung erfolgt oder aber verweigert wird. Aus tiermedizinischer Sicht wäre eine Beurteilung als „HD-frei" die wünschenswerte Zielsetzung und Voraussetzung für eine Zuchtzulassung, alle anderen Grade sollten zum Ausschluss von der Zucht

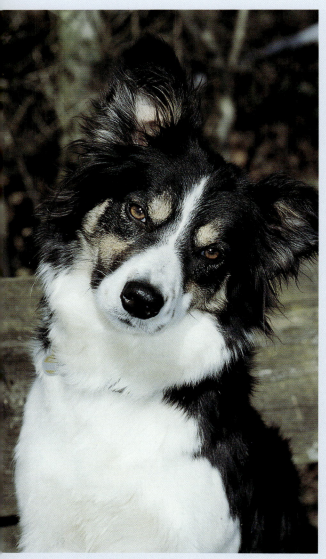

Optimal wäre es, wenn zur Zucht nur absolut gesunde Tiere zugelassen würden. (Foto: Lehari)

führen. Durch die Massenselektion wird jedoch das Problem der gesunden, also röntgenologisch hüftgelenksdysplasiefreien Hunde, die aber in ihrem Genmaterial die krank machenden Defektgene besitzen, nicht bewältigt. Das bedeutet, die phänotypisch gesunden Hunde können trotzdem Anlage- oder Merkmalsträger und damit auch Vererber sein, auch wenn das Risiko hierfür geringer ist, als wenn sie phänotypisch eine Hüftgelenksdysplasie aufweisen würden.

Ein Defektgen allein führt nicht zur Ausprägung einer Hüftgelenksdysplasie, aber sollten Vatertier und Muttertier ein solches Defektgen besitzen, kann die Kombination dieser Gene beim Welpen zur Ausprägung einer Hüftgelenksdysplasie führen. Um diese verborgenen Defektgenträger zu erkennen, kann eine so genannte Nachkommenprüfung durchgeführt werden. Die Selektion auf Basis der Nachkommenprüfung bedeutet, dass Elterntiere, die zunächst aufgrund ihres Röntgenbefundes zur Zucht zugelassen werden, nun nach den Röntgenergebnissen ihrer Nachkommen erneut beurteilt werden. Da in einem Wurf jedes Wurfgeschwister seine Gene zur Hälfte vom Vater und zur anderen Hälfte von der Mutter bekommt, kann anhand ihrer Röntgenuntersuchung ein Rückschluss auf das vererbte Genmaterial vorgenommen werden und es ist möglich zu erkennen, ob Elterntiere erkrankte Gene besitzen. Einer Zuchtauswahl aufgrund der Nachkommenprüfung liegt also eine Beurteilung des Genmaterials zugrunde, da sich hieraus die Ergebnisse der erzeugten Welpen zusammensetzen. Elterntiere, die sich dadurch als Anlageträger herausstellen, sollten dann von einer weiteren Zucht ausgeschlossen werden.

Auch Befunde von Großelterntieren und anderen Verwandten werden heutzutage in den Ahnentafeln vermerkt, um das Risiko bei einer Anpaarung von verschiedenen Hunden für das Auftreten von Hüftgelenksdysplasie so gering wie möglich zu halten.

Im Idealfall würden also nur solche Tiere zur Zucht zugelassen, die erstens selbst frei von Hüftgelenksdysplasie sind, zweitens deren Eltern, Großeltern und Geschwister ebenfalls davon frei sind oder waren und drittens nur die Tiere weiterhin zur Zucht eingesetzt werden dürfen, deren Nachkommen frei von Hüftgelenksdysplasie bleiben. Das Problem ist, dass bei der Rassezucht nicht nur auf die Hüftgelenksdysplasie als ein unerwünschtes Merkmal geachtet werden kann, sondern weitere Kriterien bei der Auswahl zu berücksichtigen sind. So sind und werden Merkmale wie Wesen, Gangwerk, Körperbau, aber auch Größe, Bezahnung und Felltyp ebenfalls beurteilt. In der Regel ist es selten, dass bei einem Hund alle erwünschten Merkmale optimal aus-

Junghunde sollten ebenbürtige Spielpartner haben, um sich körperlich nicht zu sehr verausgaben zu müssen. (Foto: Lehari)

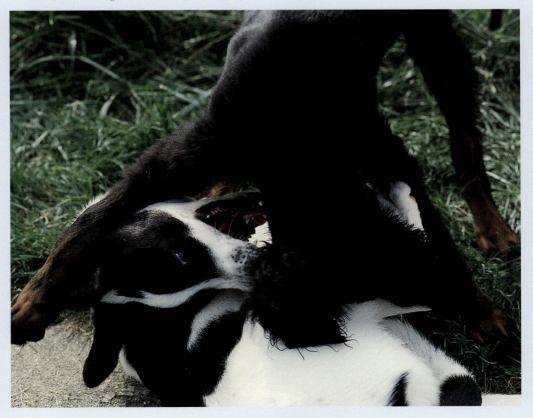

geprägt und alle unerwünschten Merkmale nicht ausgeprägt sind, sodass es bei der Auswahl von Zuchttieren immer auch zu Kompromissen kommt.

Es stellt sich die Frage nach der Wertung der einzelnen Merkmale. Ein optisch nicht optimal dem Rassestandard entsprechendes Elterntier mit absolut gesunden Hüften kann leider von der Zucht ausgeschlossen werden, ebenso wie ein optisch einwandfreies Tier mit leichter Hüftgelenksdysplasie zur Zucht zugelassen werden kann. Dass überhaupt eine Zuchtzulassung für Hunde mit leichter Hüftgelenksdysplasie bei bestimmten Rassen besteht, hat etwas damit zu tun, dass in diesen Rassen die Hüftgelenksdysplasie sehr weit verbreitet ist und damit bei einem Ausschluss dieser Tiere nicht mehr genug Elterntiere für eine Weiterzucht der Rassen zur Verfügung stehen könnten. Grundsätzlich gilt also, dass bei der Auswahl von Elterntieren für eine Zucht verantwortungsvolle, liebevolle und gewissenhafte Züchter gefragt sind!

Doch auch Hundehalter eines Rassehundes, die nicht vorhaben, mit ihrem Hund zu züchten, sollten ihr Tier auf Hüftgelenksdysplasie untersuchen lassen und das Ergebnis ihrem Züchter mitteilen, da nur so eine Bewertung der Zuchtauswahl und gegebenenfalls eine Optimierung der Zucht erfolgen kann.

Da sich die Hüftgelenksdysplasie in der Regel erst im Junghundealter erkennen lässt, ist es für jeden Hundehalter, der ja seinen Hund schon besitzt und keinen Einfluss mehr auf dessen Zucht nehmen kann, wichtig zu wissen, wie mit dem potenziellen Risiko umzugehen ist, wie er vorbeugen kann und wie er seinem Hund ein möglichst unbeschwertes fröhliches Hundeleben bieten kann.

Umweltoptimierung und Hundeaufzucht

Ein Welpe oder ein Junghund besitzt einen im Wachstum befindlichen Körper, der auf keinen Fall über die Maßen strapaziert werden darf. Zu frühes und zu ausgedehntes Training schadet mehr, als es nutzt. Ein Welpe sollte möglichst vermehrt mit gleichaltrigen Hunden spielen. Durch den adäquaten Spielpartner wird eine Überforderung, wie sie zum Beispiel durch einen älteren und trainierten Hund gegeben ist, der eine viel größere Ausdauer besitzt, vermieden. Auch körperlich sollten sich die Spielpartner für ausgedehntes Spielen ebenbürtig sein. Ein sehr schwerer, körperlich damit überlegener Hund kann einen leichteren Hund massiv überfordern, da der leichtere Hund im Spiel immer versuchen wird, mit seinem Spielpartner mitzuhalten.

Überfordert man den Hund, kommt es leicht zur Ausbildung von kleinsten Verletzungen am Gelenk, den Mikrotraumata. Wiederholte Mikrotraumata führen zu einer Synovitis (= Gelenk-

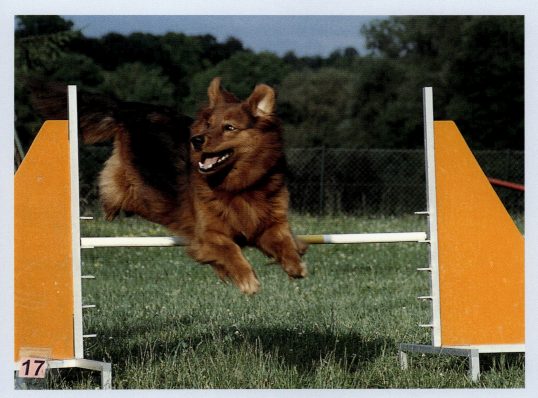

Sprünge über Hürden dürfen erst trainiert werden, wenn die Hunde ausgewachsen sind und die Muskulatur voll ausgebildet ist. (Foto: Lehari)

kapselentzündung), die mit einer vermehrten Gelenkflüssigkeitsbildung einhergeht. Dadurch wird die Gelenkstabilität schlechter, da nur eine dünne Schicht Gelenkflüssigkeit zu einem Ansaugeffekt der beiden gelenkbildenden Knochen führt, vermehrte Gelenkflüssigkeit aber eine Gelenklockerung begünstigt. Diese Lockerung dehnt die Fasern des Gelenks und kann es damit ausleiern, sodass eine Verschlechterung der Gelenksituation entsteht. Es ist hier bei den Tieren wie bei den Menschen: Für ein Kleinkind ist zum altersgemäßen Spielen nicht unbedingt der pubertierende Teenager der ideale Spielpartner; für das ältere Kind sind die Spiele des Kleinkindes eher eine Unterforderung, während umgekehrt eine massive Überforderung gegeben wäre. Deshalb sind für Welpen Welpenspielgruppen, wie sie von vielen Hundeschulen angeboten werden, ideal, da es sich für einen Hundwelpen mit Gleichgesinnten einfach besser tobt. Denn die Kontakte mit anderen Hunden sind für ein normales Heranwachsen mit einem hundetypischen Sozialverhalten, gerade in der heutigen, nicht ausschließlich hundefreundlichen Welt, unabdingbar.

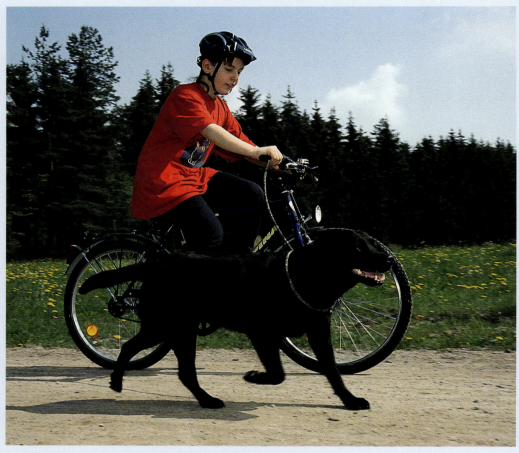

Lange Fahrradtouren auf hartem Untergrund dürfen nur mit ausgewachsenen Tieren unternommen werden. (Foto: Widmann)

Ausgedehntes Agility-Training, Schutzdienst oder lange Fahrradtouren, vor allem auf hartem Untergrund, sind dagegen nicht ratsam für ein junges Tier. Auch übermäßiges Treppensteigen sollte bei großen Hunderassen im Wachstum vermieden werden. Dies bedeutet nicht, dass ein Welpe bis zu seinem ersten Lebensjahr jede Treppe getragen werden muss. Denn wenn der ehemals kleine Neufundländerwelpe bis zu seinem ersten Lebensjahr das Treppensteigen nicht gelernt hat, kann es passieren, dass er auch mit 50 Kilogramm immer noch der Meinung ist, dass eine Treppe nur auf Herrchens oder Frauchens Arm zu bewältigen ist. Wenn der Hund damit vielleicht auch über hervorragende Hüftgelenke verfügt, klagt spätestens dann der Tierbesitzer über Rückenprobleme! Ein für beide Seiten gesundes Maß sollte gefunden werden!

Vorbeugemaßnahmen | 79

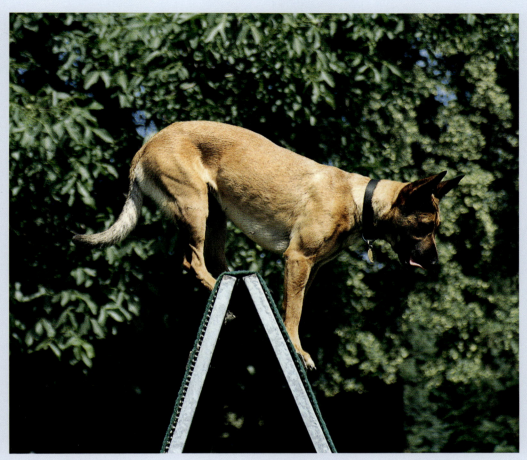

Auch Gebrauchshundesport ist noch nichts für Welpen und Junghunde. (Foto: Lehari)

Es darf auch nicht der Fehler gemacht werden, einen Hundewelpen oder Junghund so wenig wie möglich zu belasten. Ein solch verhätschelter Hund trainiert seine Muskulatur nicht. Wackelpuddingmuskeln führen aber zu einem lockeren Hüftgelenk und fördern damit die Entstehung der Hüftgelenksdysplasie. Der Welpe soll spazieren gehen, aber anstatt eines ausgedehnten Spaziergangs über eine Stunde sind mehrmalige kurze Spaziergänge, zum Beispiel sechsmal zehn Minuten, wesentlich besser. Diese kleinen Spaziergänge können dann langsam ausgedehnt werden. Ein Junghund darf am Fahrrad im Trab laufen, dies aber nur über kürzere Distanzen und möglichst auf weichem Untergrund. Und auch Schwimmen kann schon im jungen Alter erlernt werden.

Auch das Spielen mit dem Hund muss altersgerecht gestaltet sein. Das beliebte Ballspielen

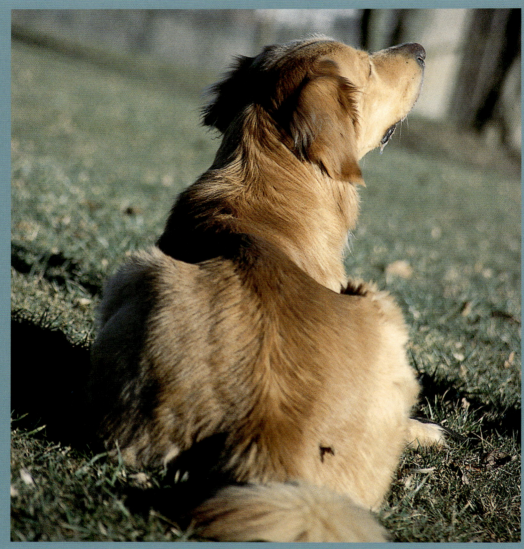
Gehorsamsübungen einzeln oder in der Gruppe fordern die Hunde geistig, ohne sie körperlich zu sehr zu belasten. (Foto: Lehari)

mit immer wiederkehrendem Hinterherlaufen und dem abrupten Abstoppen des Hundes ist Gift für ein unfertiges Gelenk. Auch Sprungtraining ist nur etwas für einen ausgewachsenen Hund mit fertigem Skelettsystem. Andererseits ist es wichtig, einen Welpen und Junghund (und natürlich

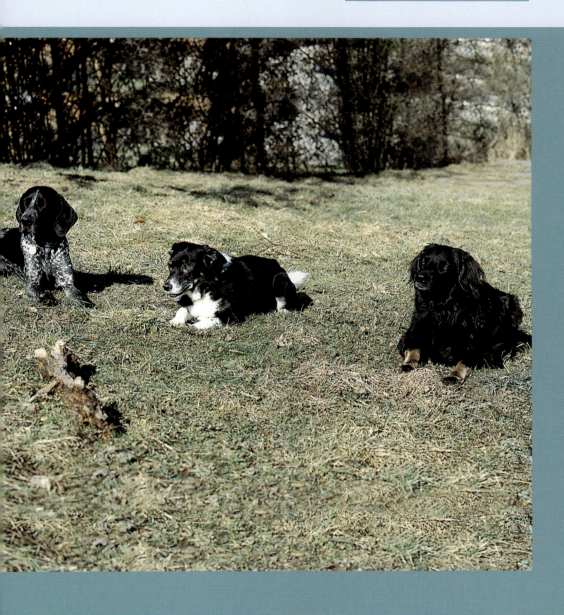

auch einen erwachsenen Hund) auszulasten. Unter Auslastung versteht sich hierbei aber nicht die alleinige körperliche Ertüchtigung, sondern auch die Erziehung des Hundes. Das heißt, das klassische „Sitz-", „Platz-", „Körbchen"-Training fordert den Hund ohne körperliche Belastung.

Auch ein Hund kann geistig arbeiten! Versteckspiele mit Leckerlis schulen die Nase und fordern und fördern Hunde(s)verstand!

Für Besitzer, die mit ihrem Vierbeiner Hundesport ausüben wollen, eignet sich Obedience, bei dem die meisten geforderten Übungen auch mit einem hüftgelenksdysplasiegefährdeten Hund trainiert werden können. Bei Obedience handelt es sich um ein spezielles Gehorsamkeitstraining. Es werden sowohl die klassischen Gehorsamkeitsübungen, die auch Bestandteil einer Begleithundeprüfung sind, wie zum Beispiel Bei-Fuß-Gehen, Sitz, Platz aus der Bewegung, Bleib, Abrufen trainiert als auch weitere Elemente, die dem Hund eine vermehrte geistige Leistung abverlangen. Diese sind Übungen wie das Suchen, die Identifikation und das Apportieren verschiedener Gegenstände und Positionswechsel aus der Distanz. Auch die Wesensfestigkeit vor allem gegenüber anderen Hunden und das gemeinsame Ablegen mehrerer Hunde in der Gruppe, was eine besondere Gehorsamkeitsleistung darstellt, werden geübt und – wenn man möchte – in Prüfungen vorgeführt. Der Vorteil dieser Hundesportart liegt in der gelenkschonenden Belastung für den Hund, der trotzdem beschäftigt ist. Bestimmte Übungen wie das Apportieren über ein Hindernis müssen mit dem gefährdeten Hund in jungen Jahren einfach ausgelassen werden.

In den offiziellen Prüfungen kommt es immer zu einer Beurteilung der gemeinsamen Leistung von Hund und Mensch. Es wird überprüft, wie freudig der Hund mit seinem Teamgefährten Mensch verschiedene Übungen meistert und kontrolliertes Verhalten in unterschiedlichen Situationen zeigt. Auch der Umgang mit dem Hund ist eine Übung, die beurteilt wird. Damit hat der Hundehalter natürlich eine Chance, ein Feedback über sein Verhalten dem Tier gegenüber zu bekommen.

Belohnung für gute Hundeleistung darf allerdings nicht immer ein Leckerli sein, und damit kommen wir zu einem weiteren wichtigen Thema in der Hundeaufzucht, die Ernährung des wachsenden Hundes. Es ist ausgesprochen wichtig, Hunde jeglichen Alters ausgewogen und bedarfsgerecht zu ernähren. Dies gilt aber besonders für heranwachsende Hunde großer Hunderassen mit Gefährdung für Knochen- und Gelenkerkrankungen. Sie werden häufig über ihr Futter mit zu viel Energie versorgt, sodass ein schnelles Wachstum gefördert wird. Durch schnelles Wachstum kommt es zu Fehlentwicklungen am Knorpel und Knochen. Zu schnelles Wachstum durch zu viel zugeführte Energie fördert wissenschaftlich belegt Skeletterkrankungen.

In Versuchen wurden Doggenwelpen in zwei verschiedene Gruppen eingeteilt. Eine Gruppe konnte so viel Futter aufnehmen, wie sie wollte. Die andere Gruppe bekam von dieser Futtermenge 25 Prozent weniger. In einer Langzeitverlaufskontrolle konnte gezeigt werden, dass die

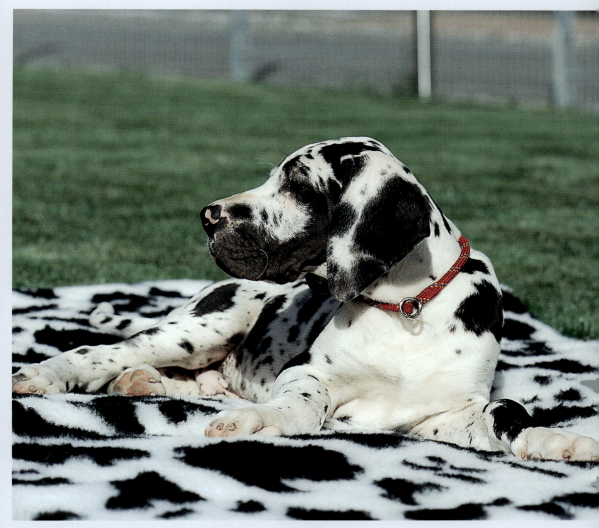

Welpen großer Rassen sollten immer knapp gefüttert werden. (Foto: Lehari)

Hunde, die sich nicht satt essen konnten, signifikant weniger Gelenkerkrankungen und Skeletterkrankungen aufwiesen als die der Vergleichsgruppe, die sich täglich satt gegessen hatten. Daraus ergeben sich sehr spezifische Fütterungsempfehlungen für heranwachsende Hunde.

Prinzipiell unterscheidet man bei der Fütterung zwischen kommerziellen Fertigfuttermitteln (Trockenfutter, Feuchtfutter) und zusammengestellten, selbst gekochten Mahlzeiten für den Hund. Bei selbst zubereiteten Mahlzeiten ist es unabdingbar, eine Bedarfsberechnung für den

Hund bei einem Tierarzt durchführen zu lassen, um dem Hund optimale Mahlzeiten im Bezug auf Energie-, Eiweiß- und Kalziumgehalt anbieten zu können.

Die Verwendung von Fertigfuttermitteln erleichtert eine bilanzierte Fütterung gegenüber selbst zusammengestellten Rationen. Aber auch bei den kommerziellen Futtermitteln ist einiges zu beachten. Grundsätzlich gilt, dass ein Hund mit drei Monaten dem Welpenalter entwachsen ist und damit kein spezielles Welpenfutter mehr benötigt. Der Junghund sollte auf ein Futter umgestellt werden, das einen gemäßigten Energie-, Protein- und vor allem Kalziumgehalt hat. Für einen heranwachsenden Hund reicht ein normales Alleinfuttermittel völlig aus und er braucht kein spezielles Futtermittel für den heranwachsenden Hund. Damit kann ein Futter für den adulten Hund gefüttert werden! Viele Futtermittel speziell für den heranwachsenden Hund oder Junghund beinhalten ein Vielfaches der Energie und vor allem des Kalziums, als es bedarfsgerecht wäre, und so können diese Futtermittel Skeletterkrankungen fördern. Es gibt natürlich Futtermittelhersteller, die die tiermedizinischen Bedarfsempfehlungen berücksichtigen und dementsprechendes Futter für verschiedene Lebensabschnitte zusammengestellt haben, die den gewünschten Bedingungen entsprechen. Empfehlenswert ist es jedoch auf alle Fälle, sich über die Zusammensetzung des Futters genau zu informieren.

Dabei ergibt sich das Problem, dass sich auf den Beipackzetteln der Fertigfuttermittel in der Regel nur prozentuale Angaben über die Zusammensetzung finden. Die Grundlage für eine Bedarfsberechnung stellt jedoch immer der Energiegehalt des Futtermittels dar. Er ist in der Regel zu berechnen. Die in Prozent angegebenen Inhaltsstoffe müssen dann bezogen auf den Energiegehalt umgerechnet werden, um das Futtermittel für die Fütterung objektiv beurteilen und die täglich zu verabreichende Futtermenge entsprechend des Gewichtes des Hundes berechnen zu können. Da es eine Vielzahl von kommerziellen Futtermitteln auf dem Markt gibt, kann hier nicht für jedes einzelne Futter verschiedener Hersteller eine Mengenempfehlung für die Verfütterung gegeben werden. Um das richtige Futter und die richtige Futtermenge für den Hund zu finden, ist es am besten, eine Bedarfsberechnung entsprechend des Futtermittels durchzuführen zu lassen. Dies kann zum Beispiel bei einem Tierarzt erfolgen.

Durch die Fütterung von Futtermitteln für erwachsene Hunde kommt es in der Regel zu einem langsamen, kontinuierlichen Wachstum, ohne dass die Endgröße des Tieres beeinflusst wird. Niemals muss und sollte zusätzlich Kalzium gegeben werden, wenn ein Fertigfuttermittel gefüttert wird, da hier schon ausreichend – in der Regel sogar mehr als ausreichend – Kalzium enthalten ist.

Vorbeugemaßnahmen

Ein Überangebot muss für eine gesunde Skelettentwicklung unbedingt vermieden werden. Übergewicht ist wie bereits oben erwähnt grundsätzlich beim Hund zu vermeiden, da hiermit nicht nur Skeletterkrankungen gefördert, sondern auch Stoffwechsel- und Herzerkrankungen in ihrer Entstehung unterstützt werden.

Noch eine Anmerkung zu Futterumstellungen: Sie sollen immer langsam erfolgen, damit sich der Magen-Darm-Trakt des Hundes daran gewöhnen kann und Durchfälle vermieden werden. Am besten ist es, in langsam steigender Menge das neue Futter unter das alte zu mischen und den Anteil des alten Futters entsprechend zu verringern.

Unbeschwertes Urlaubsvergnügen (Foto: Lehari)

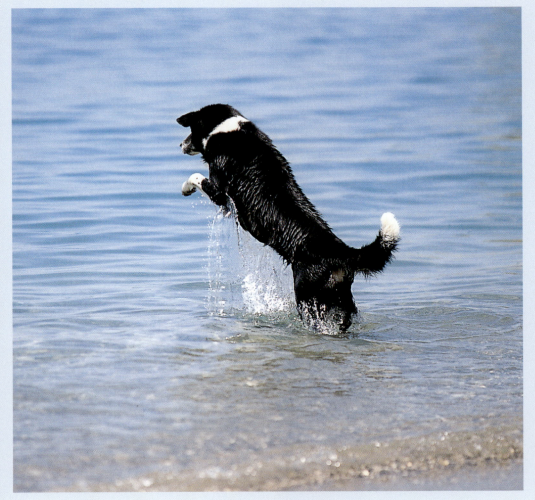

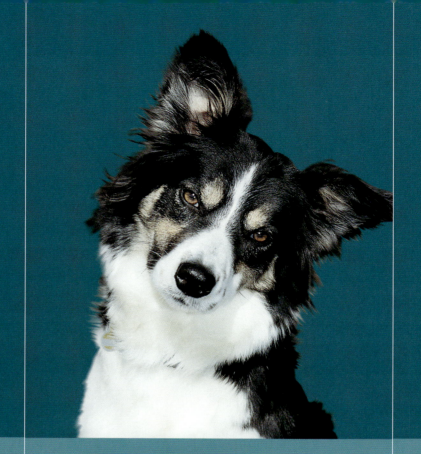

Fazit

- Hunde mit Hüftgelenksdysplasie oder einer Veranlagung zu dieser sollten nicht zur Zucht eingesetzt werden.
- Hunde sollten immer entsprechend ihrem Alter belastet werden. Überforderungen jeglicher Art müssen vermieden werden. Andererseits ist eine straffe und gut trainierte Muskulatur zu fördern, zum Beispiel durch regelmäßiges Schwimmen, da dieses die Gelenke schont.
- Eine ausgewogene, bilanzierte Ernährung ist für jeden Hund, besonders aber für gefährdete oder bereits erkrankte Hunde, unabdingbar. Übergewicht und zu schnelles Wachstum sind strikt zu vermeiden. Zu dicke Hunde müssen schnellstmöglich abnehmen, um die Gelenke zu entlasten und Abschleifungsprozesse zu verlangsamen. Der Knorpelstoffwechsel kann bei vorbelasteten Hunden durch entsprechende

Nahrungsergänzung unterstützt werden, wobei die Knorpelschutzpräparate in Abstimmung mit dem Tierarzt eingesetzt werden sollten. Falsche Präparate sind oft wirkungslos oder können zum Beispiel durch Kalziumzusätze die Situation sogar verschlimmern.

- Schon erste Krankheitssymptome bei einem Hund sind ernst zu nehmen. Erkrankt ein Hund, egal ob jung oder alt, an Hüftgelenksdysplasie, sollte immer so früh wie möglich ein Tierarzt konsultiert werden. Dank wissenschaftlicher Fortschritte und vieler Behandlungsmöglichkeiten kann auch ein Hund mit Hüftgelenksdysplasie je nach Ausmaß der Erkrankung bei rechtzeitigem Therapiebeginn ein möglichst schmerzfreies, fröhliches Hundeleben führen. Gemeinsam mit dem Tierarzt kann das für den einzelnen Hund am meisten Erfolg versprechende Therapieschema erstellt werden. Hierfür stehen medikamentöse, physiotherapeutische und operative Therapiemaßnahmen sowie Akupunkturbehandlungen zur Verfügung. Nur in Ausnahmefällen ist es heutzutage notwendig, einen Hund mit Hüftgelenksdysplasie von seinen Leiden zu erlösen, wobei dies gegebenenfalls tierliebender ist, als Therapieversuche um jeden Preis vorzunehmen.
- Hüftgelenksdysplasie ist eine erblich bedingte Erkrankung, die man zwar nicht durch bestimmte Patentrezepte verhindern kann, deren Ausprägung sich allerdings durch Zuchtauswahl, Haltung und Fütterung beeinflussen lässt.

Durch Zuchtauswahl, Fütterung und Haltungsbedingungen kann das Risiko, an HD zu erkranken, möglichst gering gehalten werden. (Foto: Widmann)

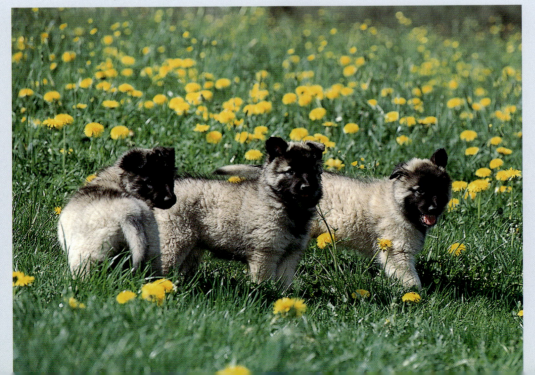

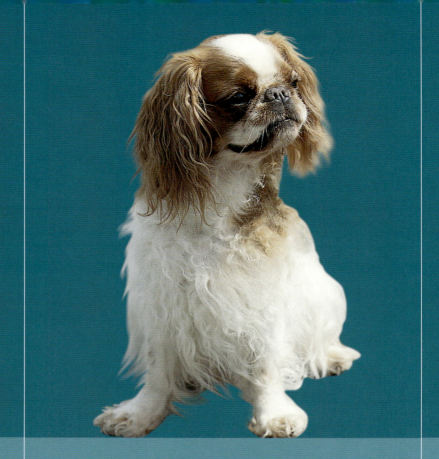

Glossar

Glossar

Acetabulum	Hüftgelenkpfanne
adult	erwachsen
Analgetika	schmerzstillende Medikamente
Antetorsion	Verdrehung des Oberschenkelhalses nach vorne
antiinflammatorische Medikamente	entzündungshemmende Medikamente
Arthrose	degenerative Gelenkerkrankung
Calvé-Legg-Perthes-Erkrankung	avaskuläre Femurkopfnekrose; Degeneration von Oberschenkelkopf und Oberschenkelhals
Caput femoris	Oberschenkelkopf
Cauda equina Kompressionssyndrom	lumbosacrale Stenose; Erkrankung, die mit Druck auf das Rückenmark einhergeht
Chondroprotektiva	knorpelschützende Medikamente
Coxarthrose	Arthrose des Hüftgelenks
Coxa valga	Fehlbelastung des Hüftgelenks durch eine steilere Stellung des Oberschenkelhalses als normal
degenerative Myelopathie	Erkrankung des Rückenmarks
Denervation	Durchtrennung von Nervenfasern
Differenzialdiagnose	Erkrankungen, die zu ähnlichen Krankheitsbildern führen

Dysplasiegrad	anhand von Röntgenaufnahmen festgelegter Hüftgelenksdysplasiegrad eines Hundes, in Deutschland: A – kein Hinweis für Hüftgelenksdysplasie B – fast normale Hüftgelenke C – leichte Hüftgelenksdysplasie D – mittlere Hüftgelenksdysplasie E – schwere Hüftgelenksdysplasie
Epiphysiolysis capititis femoris	Erkrankung, bei der sich der Oberschenkelkopf vom Oberschenkel ablöst
FCI	Fédération Cynologique International
Femur	Oberschenkel
Femurkopfresektion	operative Entfernung des Oberschenkelkopfes
Fissur	Spalt oder Knochenriss, unvollständiger Bruch
hämatogen	über die Blutbahn
HD	Abkürzung von Hüftgelenksdysplasie
Heritabilität	Erblichkeit eines Merkmals
Hüftgelenksluxation	vollständige Auskugelung und kompletter Verlust der Verbindung zwischen Oberschenkelkopf und Hüftgelenkpfanne
Hüftgelenksubluxation	unvollständige Auskugelung des Oberschenkelkopfes aus der Hüftgelenkpfanne
Inkongruenz	Nichtübereinstimmung, Nichtdeckung

intertrochantäre Variationsosteotomie	Osteotomie am Oberschenkel zwischen zwei Knochenvorsprüngen
invasiv	eindringend
Kontraktur	Dauerverkürzung eines Muskels
Korrekturosteotomie	siehe Osteotomie
Ligamentum teres	Gelenkband, das den Oberschenkelkopf mit der Gelenkpfanne verbindet
Malartikulation	schlechte Gelenkverbindung
Nekrose	Absterben von Zellen
Norbertwinkel	Winkel, der auf HD-Röntgenaufnahmen für die Einteilung in Dysplasiegrade bestimmt wird
OCD	Osteochondrosis dissecans; Erkrankung des Gelenkknorpels
Os coxae	Hüftbein
Os illeum	Darmbein
Os ischii	Sitzbein
Os pubis	Schambein
Osteomyelitis	Knochenentzündung
Osteophyten	reaktive Knochenneubildung an der Knochenhaut, knöcherne Zubildungen
Osteotomie	Durchtrennung von Knochen mit Meißel oder Säge, um Fehlstellungen zu beheben oder auszugleichen

Panostitis eosinophilica	spezielle Knochenentzündung der Röhrenknochen beim wachsenden Hund
Patellaluxation	Ausrenkung der Kniescheibe
Pektinektomie	siehe Pektineusmyotomie
Pektineusmyotomie	operative Entfernung oder Durchtrennung des Pektineusmuskels
Phänotyp	Erscheinungsbild eines genetischen Merkmals
Pseudarthrose	falsche, unechte Gelenkbildung; narbiges Bindegewebe, das im Hüftgelenk die Kraftübertragung übernimmt
Pseudogelenk	siehe Pseudarthrose
sekundäre Arthrose	aus einer Fehlstellung des Gelenks resultierende Gelenkerkrankung
Sklerosierung	krankhafte Verhärtung eines Knochens
Synovia	Gelenkflüssigkeit
Synovitis	Gelenkkapselentzündung
TEP	Totalendoprothese, künstliches Hüftgelenk
Traktionstherapie	physiotherapeutische Dehnung eines Gelenks

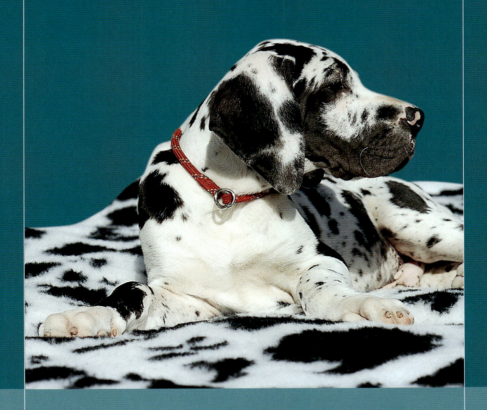

Literatur

Literatur

Alexander, C.-S. (Herausgeber)
Physikalische Therapie für Kleintiere, Nutzen und Grenzen einer Therapieform
Berlin: Parey, 2001

Brinker, W. O., Piermattei, D. L., Flo, G. L.
Orthopädie und Frakturbehandlung beim Kleintier
Stuttgart, New York: Schattauer, 1993

Budras, K.-D., Fricke, W., Richter, R.
Atlas der Anatomie des Hundes
6. überarbeitete und erweiterte Auflage
Hannover: Schlütersche 2000

Christoph, H.-J. (Begründer), Freudiger, U., Grünbaum, E.-G., Schimke, E. (Herausgeber)
Klinik der Hundekrankheiten
Paperback-Sonderausgabe der 2. überarbeiteten Auflage
Stuttgart: Enke, 1997

Ficus, H. J., Loeffler, K., Schneider-Haiss, M., Stur, I.
Hüftgelenksdysplasie HD bei Hunden
Stuttgart: Enke, 1990

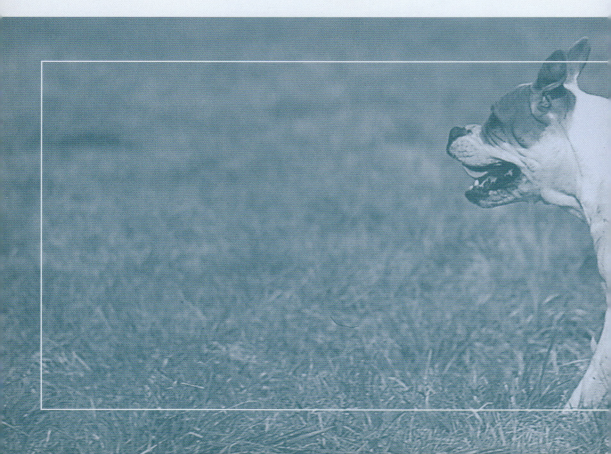

Kamphues, J., Schneider, D., Leibetseder, J. (Herausgeber)
Supplemente zu Vorlesungen und Übungen in der Tierernährung
9. überarbeitete Auflage
Alfeld-Hannover: Schaper, 1999

Krämer, Eva-Maria
Der Kosmos Hundeführer
Stuttgart: Franckh-Kosmos, 1995

Linnmann, Sylvia M.
Die Hüftgelenksdysplasie des Hundes
Berlin: Parey, 1998

Nickel, R., Schummer, A., Seiferle, E.
Lehrbuch der Anatomie der Haustiere
Band 1. 6. Auflage
Berlin, Hamburg: Verlag Paul Parey, 1992

Pschyrembel Klinisches Wörterbuch
257. Auflage
Hamburg: Nikol Verlagsgesellschaft mbH, 1994

Tilley, L. P., Smith Jr., F. W. K.
The 5-Minute Veterinary Consult Canine and Feline CD-Rom
Version 3,0. Lippincott: Williams & Wilkins

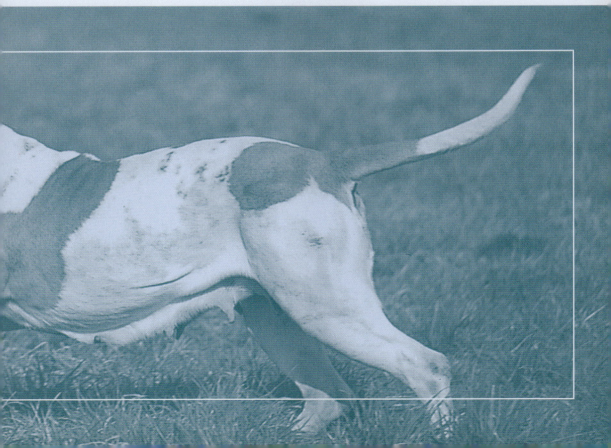

CADMOS HUNDEBÜCHER

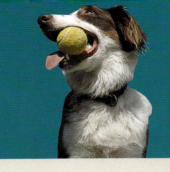

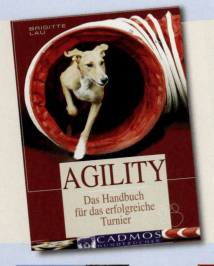

Brigitte Lau
AGILITY

Jeder, der sich für Agility interessiert und begeistert, findet in diesem Buch ausführliche Informationen zu diesem Sport, zahlreiche Tipps und Anleitungen für das Training und eine Reihe aktueller Beispielparcours, anhand derer man das Training sinnvoll gestalten kann.

112 Seiten, gebunden
€ 22,90 · € (A) 23,50 · SFR 40,10

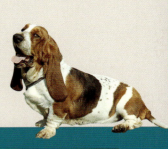

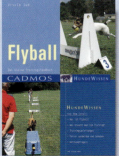

Ursula Jud
FLYBALL

Vier Hürden auf einer kurzen Rennstrecke und ein Kasten, der auf Pedaldruck einen Ball auswirft: Für spielbegeisterte Hunde gibt es kaum einen größeren Spaß als Flyball – das schnelle Spiel um den fliegenden Ball.
Dieses Buch erklärt jeden notwendigen Trainingsschritt vom ersten Ball-Test bis zur Wettkampf-Reife eines Hundes.

32 Seiten, broschiert
€ 5,95 · € (A) 6,20 · SFR 11,00

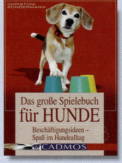

Christina Sondermann
DAS GROSSE SPIELE-BUCH FÜR HUNDE

Schon mit dem geringsten Aufwand und völlig ohne Vorkenntnisse kann jeder Hundehalter mit seinem Vierbeiner zu Hause die tollsten Dinge anstellen.
Alle in diesem Buch vorgestellten Beschäftigungsideen sind einfach umsetzbar und ohne großen Zeitaufwand oder aufwendiges Training in den Alltag einzubauen.

128 Seiten, gebunden
€ 22,90 · € (A) 23,50 · SFR 39,70

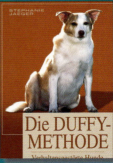

Stephanie Jarger
DIE DUFFY-METHODE

Angst und Aggression sind die häufigsten Verhaltensauffälligkeiten bei Hunden.
Um sich und ihrem Hund zu helfen, entwickelte die Autorin ein eigenes Trainings- und Erziehungsprogramm, das mit wenig mehr als den üblichen Grundkommandos arbeitet, aber in der Therapie verhaltensgestörter Hunde erfolgreich ist.

128 Seiten, gebunden
€ 22,90 · € (A) 23,50 · SFR 39,90

Cadmos Verlag GmbH · Im Dorfe 11 · 22946 Brunsbek
Tel. 0 41 07/851 70 · Fax 0 41 07/8517 12
Besuchen Sie uns im Internet: www.cadmos.de

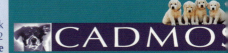